Hilfe –

bei Angst, Panik & Depressionen

geschrieben von
Johanna Miller

Inhaltsverzeichnis

Herstellung und Verlag:
BoD - Books on Demand, Norderstedt
ISBN 978-3-7347-9426-1

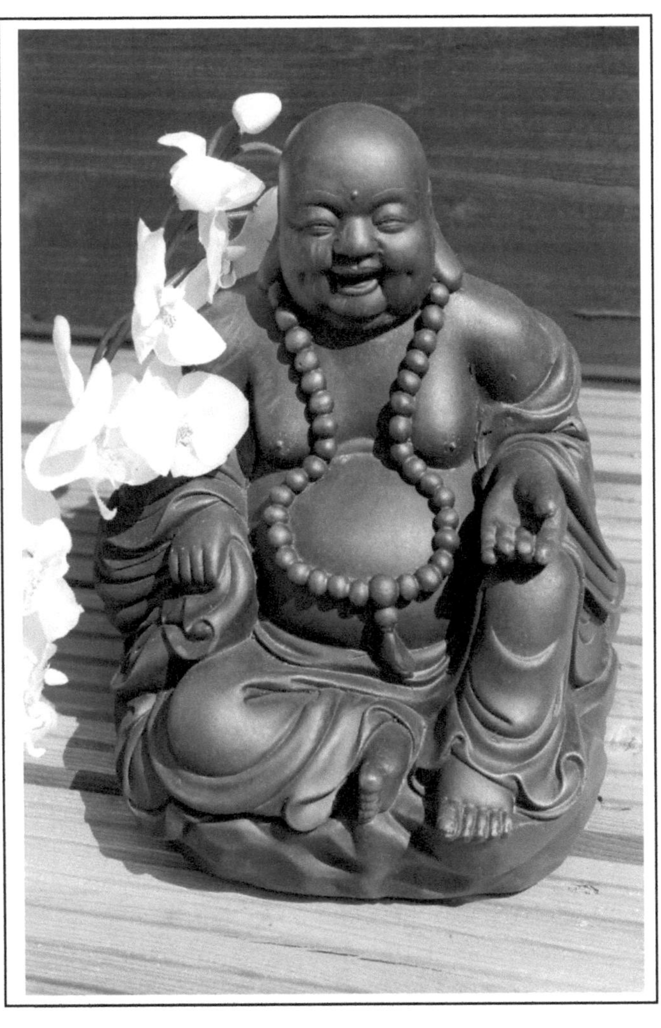

In diesem Buch möchte ich Angst- Panik und Depressionsbetroffenen die Möglichkeit geben, sich selbst zu helfen aus ihrer Lage auszubrechen. Gerne möchte ich ihnen allen Denkanstöße geben, um etwas gegen ihr Leid zu unternehmen. Ich biete die Möglichkeit aus meiner eigenen, und der Erfahrung anderer, verschiedene Ideen, sowie Mut und Kraft zu schöpfen.

Ich schreibe nicht nur was Ängste oder was Depressionen sind. Nicht nur über die Theorie oder meine eigene Geschichte als Vergleich. Ich schneide die Themen an, ich schreibe sowohl das eine als auch das andere. Zusätzlich gebe ich noch viele Tipps und Übungen, um gleich damit anfangen zu können, gegen die Angst etwas zu tun. Etwas, was ich in vielen Büchern selbst vermisst habe. Denn in diesen ging es entweder nur um das eine oder nur das andere.

Mit diesem Buch habe ich versucht von allem etwas anzusprechen, um so vielen Menschen wie möglich eine Hilfe sein zu können. Ein Buch welches nur aus Geschichten von anderen Betroffenen besteht, ist dies nicht. Klar ist zu wissen, dass es anderen auch so geht, eine Art Unterstützung für den Betroffenen. Aber allein dies zu wissen hilft ihm nicht weiter. In dem

Moment, in dem er diese Geschichten liest, fühlt er sich womöglich verstanden und kurz besser, weil er nicht alleine mit seinen Sorgen ist. Aber hilft es ihm effektiv? Eher nicht. Daher habe ich mich entschieden, es bei einer Geschichte, nämlich meiner eigenen mit positivem Ende, zu belassen. Die Betroffenen sollen dadurch sehen, dass es nicht nur andere gibt die ähnliche Sorgen haben, sondern dass es jeder einzelne schaffen kann.

Da ich selbst eine wie oben genannte Betroffene bin bzw. war, möchte ich meine Erfahrung gerne weitergeben. Auch andere Menschen mit solchen Krankheiten durfte ich in meinem Leben kennen lernen und kann daher einen etwas größeren Erfahrungsschatz anbieten. Die von mir gelesenen Informationsbroschüren, Berichte von Ärzten und Bücher haben mir meine Erfahrungen bestätigt, oder mir neue Erkenntnisse gebracht.

Ich hoffe mit all diesen Informationen vielen Menschen helfen zu können, die im Moment nicht weiterwissen. Durch viele Hilfestellungen aus verschiedenen Bereichen sollte für jeden etwas dabei sein.

Ich werde die Theorie nur „ankratzen" und auf Zahlen so gut es geht verzichten. Sicher ist dies interessant, aber es hilft Ihnen eher nicht weiter wenn Sie wissen, wie viel Prozent der

Panikbetroffenen unter Depressionen leiden, wie viel Prozent dies und jenes haben. Daher möchte ich die Hauptaufmerksamkeit auf die Hilfsmöglichkeiten lenken, denn das sind die Dinge, die Sie weiterbringen, mit denen Sie arbeiten können. Daher haben Sie bitte Verständnis, wenn ich bei den theoretischen Fakten nicht alle Möglichkeiten und Erklärungen aufführe, nur um das Buch zu füllen. Etwas Theorie gehört dazu, aber nur Theorie über das „warum" hilft den Betroffenen meiner Meinung nach recht wenig.

Auch das Thema Zwang werde ich nur anschneiden. Dies ist ein sehr umfangreiches, tiefgründiges und komplexes Thema, bei dem unbedingt professionelle Hilfe zu empfehlen ist. Natürlich können auch diese Betroffenen die Hilfs- und Entspannungsübungen durchführen.

Wundern Sie sich bitte nicht, wenn diverse Worte wie zum Beispiel „lachen", „loslassen" oder „atmen" in den einzelnen Kapiteln besonders oft erwähnt werden. Dies ist bewusst gewählt, um diese positiven Worte bei Ihnen mehr zu verinnerlichen.

Unbedingt wissen müssen Sie, dass dieses Buch lediglich ein Hilfsmittel für Sie ist. Es ersetzt keinen Arztbesuch, keine Behandlung, keine Therapie und erstellt Ihnen keine Diagnose.

DIE ANGST, DIE PANIK, DIE DEPRESSION & DER ZWANG

Hilflosigkeit

Für viele Menschen mit Angst und Panik-störungen oder auch Depressionen, welche oft zusammen auftreten, gibt es im ersten Moment kaum eine Möglichkeit etwas gegen ihre Krankheit zu machen. Manches Mal folgt eine der Krankheiten sogar wegen einer anderen. Beispielsweise auf Grund einer Angststörung bekommt der Betroffene eine Depression. Die Menschen fühlen sich hilflos und denken sie werden nie wieder gesund. Meinungen von anderen ehemaligen Betroffenen geben ihnen keinen Trost und keine Kraft.

Entmutigend ist auch, dass viele Menschen die nicht unter solch einer Krankheit leiden, oder nichts über diese Krankheit(en) wissen, sich einfach und gedankenlos über Angst-, Panik- und Depressionsbetroffene lustig machen. Meist unbewusst. („**Der/dem**" ist hier in diesem Buch eine Bezeichnung für „**der Mensch**", nicht auf männlich oder weiblich bezogen) „Der ist krank" - „der muss in die Klapse" - „der ist nicht ganz dicht" - „bei dem ist eine Schraube locker" - „der spinnt" - „der hat einen Knall" -„Vorsicht das ist ein Psycho" - „bei dem stimmt da oben was nicht" - „der macht einen auf Burnout", sind nur einige Beispiel von den Aussagen. Diese können einen Betroffenen in einer solchen Situation a) sehr verletzen und b) davon abhalten, sich offen dazu zu bekennen krank zu sein und gegebenenfalls Hilfe in Anspruch zu nehmen.

Hat ein Mensch einen Gips, sieht das jeder. Hat ein Mensch Haarausfall, oder einen Schnupfen, ist das ebenfalls eine eindeutige Situation. Werden diese Menschen ausgelacht oder beschimpft, gar verurteilt? Weniger, sicher kommt das auch vor, dann aber von sehr oberflächlichen Menschen. Selbst bei Krankheiten die nicht sichtbar sind wie als Beispiel Diabetes oder Krebs wird selten jemand auf die Idee kommen, etwas derartig Bösartiges über diese Menschen zu sagen. Ein gutes Beispiel ist auch, wenn Menschen durch Ängste zum Beispiel Hyperhidrose (übermäßiges Schwitzen) bekommen. Dies ist im Gesicht, an Händen oder an der Kleidung leicht zu erkennen. Hat nicht jeder einmal als junger Mensch über den Lehrer gelacht, der Schweißflecken unter dem Arm hat? Vielleicht hat der Lehrer einfach panische Angst vor der Klasse zu unterrichten, kann also nichts dazu dass sein Körper mit schwitzen reagiert. Darüber machen sich nur leider wenige Menschen Gedanken.

Warum schimpfen Menschen überhaupt über Angst-, Panik- und Depressionsbetroffene? Oder über Suchtkranke, wie z. B. Alkoholiker? Das sind in gewisser Art und Weise ebenfalls „Krankheiten". Ich kann nicht sagen ob jeder Vierte, mind. 20 Prozent, oder noch mehr der Menschen heutzutage psychosomatische Beschwerden haben, denn es steht überall etwas Anderes. Zudem tauchen stets neue Krankheiten oder Bezeichnungen auf. Es erkranken immer mehr Menschen, was sehr traurig ist.

Vieles ist auf den steigenden Leistungsdruck, Geldsorgen und den Umgang, der leider immer mehr unzufriedener werdenden Menschen untereinander, zurückzuführen. Jedoch auch mangelnde soziale Kontakte und fehlendes soziales Miteinander können Erkrankungen fördern. Immer mehr sitzen die Menschen sich gegenüber und tippen nur noch auf ihren Handys anstatt sich zu unterhalten. Selbst im Restaurant ist dies immer mehr zu beobachten. Kinder werden von den Eltern vor die Glotze oder vor Tablets gesetzt, anstatt normale Spiele mit ihnen zu spielen oder sich zu unterhalten.

Die genaue Anzahl ist nicht zu messen denn nicht jeder Mensch steht zu seiner Angststörung. Nicht jeder erkennt seine Depression, seine Sucht oder seinen Zwang. Manchen ist es peinlich zu solchen Problemen zu stehen. Objektiv gesehen, und auch kleinste Ängste oder Depressionen dazugezählt, hat mit Sicherheit fast jeder ein psychisches Problem. Wie viele Therapeuten gibt es und bei welchem bekommt ein Betroffener umgehend einen Termin? Meistens hat er mit langen Wartezeiten zu rechnen. Auch das ist ein Zeichen dafür wie viele Betroffene es gibt.

Jeder Mensch geht anders mit den Situationen um. Die einen leben ganz gut damit, die anderen merken es erst gar nicht. Leider gibt es auch ein paar wenige, die sich auf ihren Beschwerden ausruhen und somit bei vielen Menschen andere Angst-, Panik- und Depressionsbetroffene schon in Verruf gebracht haben. Viele haben nur kurzzeitig Probleme, bekommen diese schnell in den Griff. Andere kämpfen jahrelang. Die meisten Menschen fühlen sich in Ihrer Angst- oder Paniksituation hilflos.

Es gibt Menschen die beispielsweise unter einer Flugangst leiden und die Panikattacken nur vor, und während den Flügen haben. Danach ist alles wieder in Ordnung. So ist die Angst fast schon planbar und kann auch gezielt angegangen werden, beispielsweise mit Flugangst Seminaren etc. Wichtig: es ist für denjenigen klar definierbar woher die Angst kommt. Panikattacken, die für den Menschen nicht nachvollziehbar sind, oder die Menschen gar nicht wissen, dass es sich um

Panikattacken handelt, sind nicht ganz so leicht zu planen und spezifisch anzugehen.

Beispielsweise steckt ein Mensch in einer Schlange im Supermarkt und bekommt eine Panikattacke, möchte am liebsten seine Ware hinwerfen und aus dem Laden flüchten. Dies wiederum würde jedoch wieder Aufmerksamkeit auf sich ziehen und daraufhin könnte die nächste Angst auslöst werden, die fast noch schlimmer erscheint. So folgt eine Angst auf die nächste, die körperlichen Symptome setzen ein und der Mensch weiß nicht wie ihm geschieht. Was soll ihm denn in einer Schlange vor der Kasse Schlimmes passieren? So schleicht sich nach und nach die Angst vor dem Einkaufen, oder sogar vor dem Verlassen des Hauses / der Wohnung ein, was das Leben des Betroffenen dramatisch beeinflussen kann.

Es gibt sehr viele Arten von Depressionen, Ängsten und auch Zwängen. Die ganzen Ängste und Zwänge werden auch gerne unter dem Begriff Störungen, sowie Neurotische Störungen geführt. Es gibt mittlerweile die verschiedensten Bezeichnungen. Bei den Ängsten beispielsweise wird weiter unterschieden zwischen spezifischen Ängsten, die auf etwas Bestimmtes bezogen sind und soziale Ängste, Dinge wie zum Beispiel Agoraphobie (Angst vor Menschenmassen).

Aber auch das ist nicht alles. Die ganzen Manien gehörten ebenfalls zu der Thematik, und es wird sicher immer mehr dazukommen.

Das mittlerweile Bekannteste ist der Burnout. Der Ausdruck kommt von „ausgebrannt sein", Folge von stets andauernden Stress, und hat unter anderem Schlafstörungen, Konzentrationsmangel u.v.m. als Konsequenz.

Nachfolgenden lesen Sie nur einen kleinen Auszug der verschiedenen Arten von Ängsten, Depressionen und Zwängen.

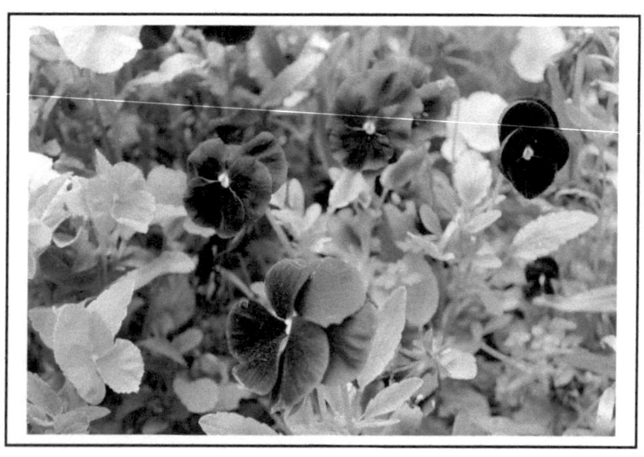

<u>Beispiele Ängste:</u>

- Angst vor dem Alleinsein
- Prüfungsangst
- Angst vor dem Alter
- Angst vor dem Autofahren
- Angst vor bestimmten Tieren, z.B. vor Spinnen
- Angst, verlassen zu werden
- Flugangst
- Angst vor Brücken
- Angst vor allen Krankheiten / Schmerzen (Hypochondrie)
- Angst vor Unbekannten oder Unbekanntem
- Angst vor Menschenansammlungen (Agoraphobie)
- Angst vor Ablehnung
- Angst, geliebte Menschen zu verlieren
- Angst vor Kritik

- Autoritätsangst
- Angst durchzudrehen, verrückt zu werden
- Angst nicht gut genug zu sein, vor Misserfolgen
- Angst sich zu blamieren
- Höhenangst
- Angst vor dem Tod
- Angst vor dem Zahnarzt
- Angst vor Panikgefühlen

U.v.m.

Beispiele Depressionen:

- Erschöpfungsdepression
- Larvierte Depression
- Postpartale Depression
- Leichte Depression
- Mittelschwere Depression
- Schwere Depression
- Winterdepression

> Entfremdungsdepression

> Dysthymia (früher neurotische Depression
> genannt)

U.v.m.

<u>Beispiele Zwänge:</u>

> Waschzwang

> Zählzwang

> Kontrollzwang

> Putzzwang

> Berührzwang

> Verbale Zwänge

> Ordnungszwang

U.v.m.

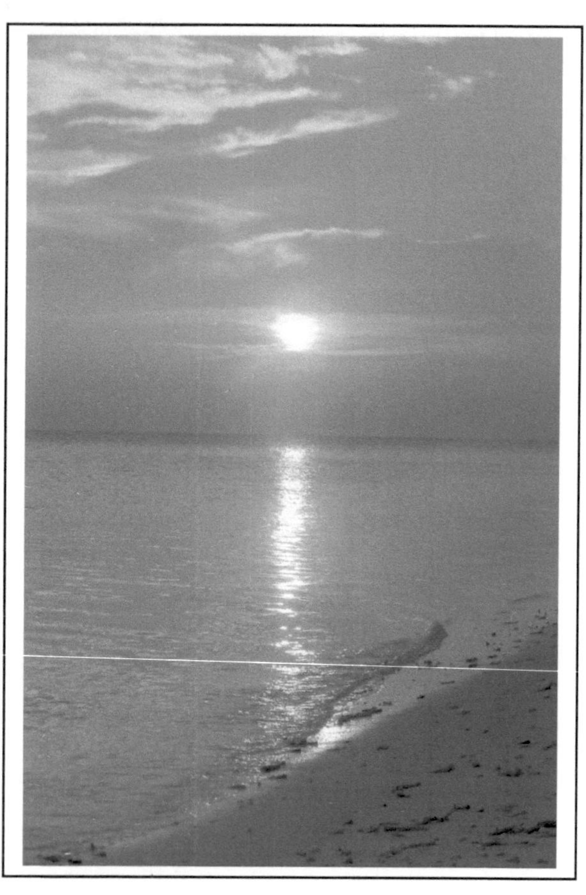

ZWÄNGE

Was sind Zwänge

Von einem Zwang kann gesprochen werden, wenn Menschen auf Grund eines inneren dringenden Bedürfnisses bestimmte Dinge ausführen müssen. Ob ihnen bewusst ist, dass ihr Handeln keinen Sinn macht, oder sie davon überzeugt sind, dass das was sie machen, so sein muss, ist hier zweitrangig. Meist wissen sie jedoch, dass es nicht viel Sinn macht, sie aber dennoch das Bedürfnis haben, es machen zu müssen.

Wenn das Verhalten den eigenen Willen eines Menschen dominiert, und dieser nicht mehr die Kraft und die Macht hat sich diesem zu beugen, handelt es sich nicht mehr nur um eine kleine Zwangshandlung, welche es im Alltag ab und an mal geben kann. Hier liegt etwas Gravierenderes vor, eine Zwangsstörung. Dies ist eine psychische Störung, die den Betroffen dazu „nötigt" Dinge zu tun oder zu denken, über die er keine Kontrolle mehr hat, auch wenn er dies eigentlich nicht möchte.

Der Zwang beeinträchtigt den Betroffenen enorm. Einzelne, für Nichtbetroffene normale Tätigkeiten wie z.B. Kochen, Putzen oder das Haus verlassen werden zu einem ausgiebigen Ritual ausgedehnt. Das Getane wird unnatürlich oft wiederholt. Meist vermeiden die Menschen bestmöglich diese Tätigkeiten, um nicht in diese Situation kommen zu müssen. Beispielsweise kontrollieren sie mehrfach den ausgeschalteten Herd, putzen den Tisch unzählige Male ab, kontrollieren immer wieder ob alle Lichter aus sind, die Haustür abgeschlossen ist, etc., bevor sie zur Arbeit oder zum Einkaufen gehen.

Es muss nicht immer nur das Handeln sein. Auch Zwangsgedanken können die Betroffenen quälen. Oft vertreten hier sind Aggressions- und Gewaltgedanken, Ordnungsgedanken oder sexuelle Gedanken.

Wenn sich ein Zwang erst einmal ritualisiert hat, ist es schwer diesen wieder in den Griff zu bekommen. Dies bedarf harter Arbeit des Betroffenen. Daher sollten Zwänge und Zwangsgedanken schnellstmöglich behandelt werden. Sie sind, so wie viele andere Störungen auch, für den Betroffenen gelinde ausgedrückt unangenehm und können zu einer enormen Einschränkung im Alltag führen. Ebenso ist es möglich, dass die sozialen Kontakte und die Arbeitsleistung enorm sinken, was sich wiederum negativ auf die Psyche des Betroffenen auswirken kann.

Viele Menschen leiden unter Zwängen, Zwangsgedanken oder haben solche schon einmal gehabt. Dies kann bereits in frühem Kindesalter auftreten.

Woher kommen Zwänge

Dies lässt sich leider nicht genau eruieren. Es kann aus einer psychischen Erkrankung herauswachsen, ebenso ist es möglich, dass es körperliche Gründe dafür gibt. Eventuell haben vererbte Gene einen Teil dazu beigetragen. Doch auch im Kindesalter könnte sich bereits nach und nach aus einem kleinen Reiz oder einer Angstsituation ein Zwang entwickelt haben. Angst entsteht im Kopf und kann somit sowohl den Körper, als auch die Gedanken einnehmen.

Was tun gegen Zwänge

Ein Tipp bei einem Kontrollzwang, sollten Sie sich genötigt fühlen, alles wieder und wieder zu kontrollieren:

Setzen Sie sich ein Limit. Sagen Sie sich, Sie kontrollieren zehn Mal, ob der Herd auch wirklich aus ist. Beim nächsten Mal kontrollieren

Sie nur noch neun Mal, das nächste Mal dann nur noch acht Mal usw. Bleiben Sie hier konsequent und zählen Sie laut mit. Seien Sie stolz auf jedes Mal, wenn Sie geschafft haben, einmal weniger zu kontrollieren.

Auf jeden Fall sollten Sie schnellstmöglich eine Therapie antreten. Auch Selbsthilfegruppen können Ihnen weiterhelfen, denn andere Betroffene haben möglicherweise ebenso Tipps. Untereinander austauschen ist für viele Menschen eine lohnenswerte Sache.

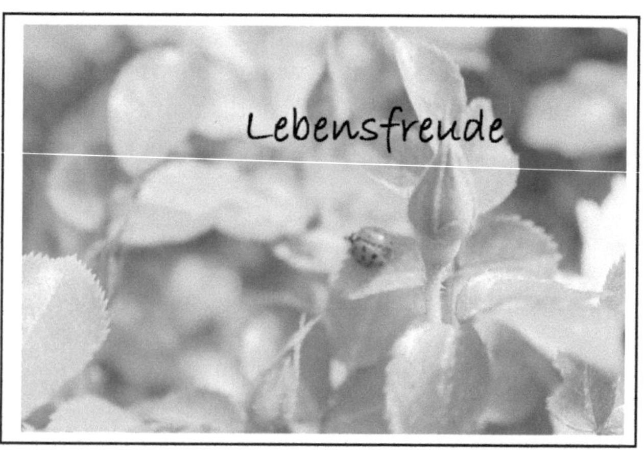

DEPRESSIONEN

Was sind Depressionen

Am leichtesten lässt sich die Depression als Störung beschreiben. Alle unnormal extremen körperlichen und geistigen Reaktionen können als Störung gezählt werden. Dies soll aber bitte Ihr Arzt diagnostizieren. Die Depression drückt den Menschen bzw. sein Gemüt hinunter. Er leidet somit unter einer extremen dauerhaften Niedergeschlagenheit. Es gibt sehr viele verschiedene Ursachen sowie Arten von Depressionen. Hier werden oft Medikamente verschrieben, aber auch alles was Ihnen guttut empfohlen. Kleine Entspannungsübungen, ich stelle Ihnen später einige vor, können zur Linderung beitragen. Zu dem Thema Hilfe, später mehr.

Woran Sie erkennen können, dass Sie betroffen sind, ist beispielsweise: Sie fühlen sich oft grundlos müde und unaufmerksam, sind nicht mit den Gedanken bei der Sache. Ebenso ein Zeichen wäre, dass Sie mit Dingen nicht mehr gut umgehen können, die Ihnen früher leichtfielen. Oder wenn Sie oft Stimmungsschwankungen haben, oft betrübt und traurig sind, Sie oft weinen müssen oder weinen möchten, Ihnen die

Zuversicht für Ihre Zukunft fehlt. Wenn Sie Ihr Essverhalten geändert haben, mehr oder weniger essen, zu oder abnehmen, Sie zudem Schlafstörungen haben und unter innerlicher Unruhe leiden und gereizt sind. Viel zu grübeln, oder oft über den Tod nachzudenken kann ebenfalls ein Zeichen sein. Ihr Antrieb ist gehemmt, Sie sind sehr gereizt. Anzeichen können im Übrigen sein, falls Sie sich hilflos, sich für alles gleich verantwortlich und schuldig fühlen.

Dies sind nur einige Beispiele, die nicht alle zusammen auftreten müssen, aber können.

<u>Woher kommen Depressionen</u>

Depressionen können viele Ursachen haben. Oft sind sie die Folge von Ängsten. Aber auch schlechte Erlebnisse können zu Depressionen führen. Menschen sind unglücklich, kommen nicht mit dem klar was sie erleben. Ebenso können sie die Folge von Verlusten sein. Nicht jeder Mensch kommt mit Verlusten wie zum Beispiel dem Tod von einem geliebten Menschen klar.

Ebenso eigene schwere Krankheiten wie Krebs können Depressionen zur Folge haben. Viele

Menschen fressen ihre Gefühle, Probleme und Sorgen in sich hinein. Anstatt achtsam zu sein, *Was beschäftigt mich? Warum beschäftigt mich das? Wie fühle ich mich damit?* schieben viele Betroffene solche Gedanken auf die Seite. Sie verdrängen sie und werden irgendwann davon krank. Genetische Ursachen können Grund der Depression sein, sollte die Krankheit oft in der Familie vorgekommen, aktuell akut sein oder die Gene weitervererbt worden sind. Der ständig steigende Leistungsdruck und die finanziellen Probleme, Mobbing am Arbeitsplatz aber auch eine Belastung durch dauerhafte körperliche Schmerzen können Ursachen einer Depression sein.

Körperlich läuft das folgendermaßen ab: Die Serotonin Produktion wird gehemmt und kann sich bei einer anhaltenden Stresssituation nicht mehr auf Normallevel einstellen. Bei den Frauen sollte auch die Antibabypille in Augenschein genommen werden, denn diese kann als Nebenwirkung Depressionen hervorrufen. Ebenso durch die Bauchspeicheldrüse kann das Übel hervorgerufen werden, welche deshalb untersucht werden sollte.

<u>Anzeichen für Depressionen:</u>

- ➢ deutliches Desinteresse an allen oder fast allen Aktivitäten
- ➢ ständiges Gefühl der Ausweglosigkeit
- ➢ ständiger Energieverlust
- ➢ ständige Müdigkeit
- ➢ ständige Schlaflosigkeit oder Schlafstörungen
- ➢ ständiges sexuelles Desinteresse
- ➢ ständige negative Verstimmung, Traurigkeit
- ➢ permanente Niedergeschlagenheit
- ➢ ständige Angst
- ➢ übertriebene, stete Schuldgefühle
- ➢ ständiges Wertlosigkeitsgefühl
- ➢ selbst Nichtstun ist zu anstrengend
- ➢ ständige Konzentrationsschwierigkeiten
- ➢ allzeitige Ratlosigkeit
- ➢ ständige Gedanken an den Tod

- ➢ permanente innerliche Unruhe

- ➢ deutliche Gewichts Zu- oder Abnahme

- ➢ ständiges negatives und pessimistisches Denken

- ➢ Neigung zu Selbstmordgedanken

- ➢ Erachten des eigenen Lebens für sinnlos

Wenn sie mehrere dieser Symptome dauerhaft haben, sollten Sie bitte einen Arzt aufsuchen.

Was hilft gegen die Depressionen

Was gegen Depressionen hilft, ist später in dem Kapitel:

Was hilft gegen die Angst & gegen Depressionen

mit vielen verschiedenen Tipps aufgeführt.

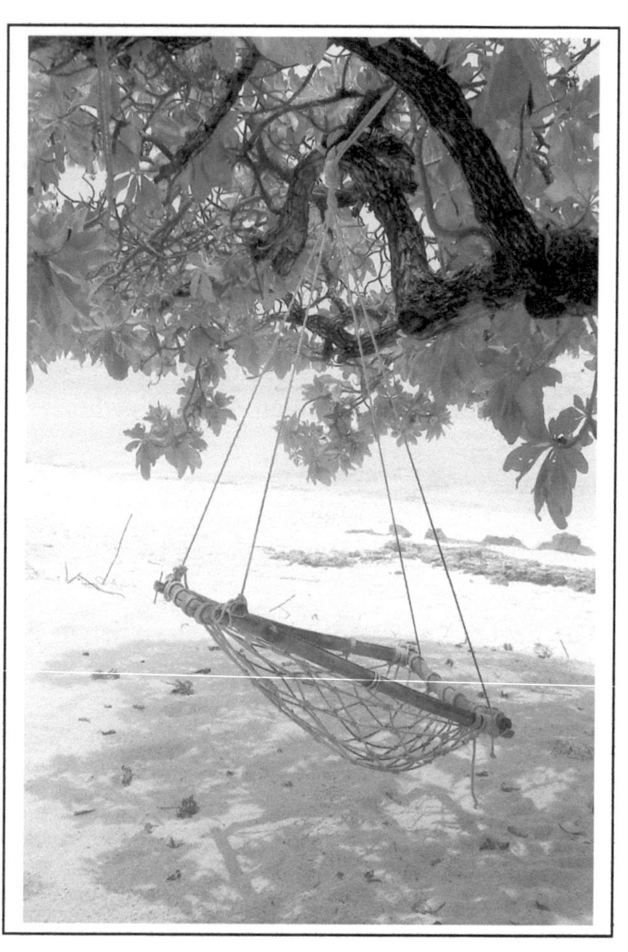

GRÜBELN

Was ist das Grübeln

Das Thema Grübeln wird als separater Punkt aufgeführt, da es sowohl ein Vorbote als auch eine „Nebenwirkung" der Depression sein kann. Sehr viele Menschen haben große Probleme damit.

Was ist überhaupt das Grübeln? Die meisten kennen dies wahrscheinlich sehr gut. Ein stetes Kreisen der Gedanken um Sorgen, Probleme sowie Situationen. Einfach um alles, was den Menschen aktuell beschäftigt, in der Vergangenheit einmal beschäftigt hat oder auch Zukunftsangelegenheiten, quasi ungelegte Eier, diese jedoch tendenziell negativ.

Viele Betroffene kommen durch ihre eigene Hoffnungslosigkeit, das viele Denken sowie Überdenken und nochmal darüber nachdenken in eine Gedankenspirale, aus der sie den Weg nicht mehr hinausfinden. Der Mensch denkt immer wieder den gleichen Gedanken, stellt sich Fragen, die er sich doch nicht beantworten kann. Er fühlt sich gezwungen, seine Gedanken wieder und wieder durch zu kauen. Dabei kann er sich auf nichts anderes, oder kaum etwas anderes, konzentrieren. Zu viel Aufmerksamkeit für sich selbst, ein stetes Beobachten seiner selbst führt zum grübeln. Dabei nimmt leider die Aufmerksamkeit für schöne Dinge und die Außenwelt immer mehr ab.

Nicht immer ist es gleich eine Nebenwirkung oder ein Vorreiter der Depression. Im normalen Alltag gibt es das Grübeln, bevorzugt bei den emotionalen Menschen und vermehrt bei den Frauen. Während viele Männer beispielsweise von Themen ablenken, reiten Frauen eher mehrfach auf Themen herum. Sie gehen ins kleinste Detail, überdenken alles mehrfach damit nichts übersehen wird, gehen mehrere Optionen durch. Meist wird über die Vergangenheit gegrübelt. Doch an der Vergangenheit kann nichts mehr geändert werden, sondern nur an der Art und Weise, wie wir damit umgehen. Ein ständiges darüber nachdenken, sprich grübeln, ändert sie nicht.

Es ist nachvollziehbar, dass Menschen, welche in ständigen Stresssituationen leben, sehr intensiv mit sich und ihren Gedanken beschäftigt sind. Dass die Gedanken hier kreisen, sich wiederholen und sich der Mensch unbewusst hineinsteigert und immer tiefer in die Gedankenspirale sinken kann, ist ebenfalls nachvollziehbar. Gesund ist dies jedoch nicht, denn umso mehr der Mensch über etwas nachgrübelt, umso mehr Ärger, Trauer oder Angst empfindet er hinterher.

Grübeln ist Stress für ein jeden Menschen. Untersuchungen zeigten, dass beim grübeln die Kortisol-Ausschüttung erhöht ist. Dies ist ein Hormon, welches bei Stress im Körper freigesetzt wird. Dauerhaftes Grübeln ist somit nicht gut für den Körper.

Warum grübeln wir

Wissen wir nicht. Erst einmal. Wie anfangs angesprochen, kann das Grübeln ein Vorreiter oder eine Nebenwirkung von Depressionen sein. Es kann ebenso eine Art des Vermeidens sein, loszulassen. Das Loslassen ist für viele ein schwieriges Thema. (Später bei **Was hilft gegen die Angst & gegen Depressionen** mehr dazu.)

Der Mensch möchte, wenn auch unbewusst, durch das Nachdenken die Sorgen und Probleme, die Erinnerungen und die negativen Erfahrungen verarbeiten. Er erhofft sich durch das Grübeln Lösungen auf seine Probleme und seine möglicherweise offenen Fragen zu finden.

Egal was den Menschen auf emotionaler Ebene getroffen hat, beschäftigt oder Sorgen bereitet, muss auf der psychischen Ebene verdaut werden. Viel davon wird im Schlaf verarbeitet. Daher kommen oft unerklärliche Träume und / oder Alpträume, sowie unruhiger Schlaf.

Manchmal fehlt dem Menschen einfach eine Person, bei der er sich ausheulen kann und beschäftigt sich somit stets alleine mit seinen Sorgen. Meist geht es Menschen, die ihre Gedanken jemanden erzählt oder aufgeschrieben haben, besser. Sie fühlen sich erleichtert, als ob ihnen eine Last von der Seele gefallen ist. Sie fühlen sich, als ob die Gedanken sie nicht mehr ganz so arg auffressen.

Was können Sie gegen das Grübeln machen

Der erste Schritt um das Thema Grübeln anzugehen ist, es zunächst zu bemerken. Sobald Ihnen bewusst ist das Sie grübeln, werden Sie schnell bemerken, dass es Ihnen nichts bringt. Im Gegenteil, es Ihnen damit sogar schlecht geht. Werden Sie achtsam, und machen Sie sich jedes Mal sobald Sie bemerken das Sie wieder grübeln, bewusst: „Es bringt mir nichts" und „es hilft mir nicht weiter". Unterscheiden Sie auch zwischen nützlichen und unnützen Gedanken.

Archivieren Sie Ihre Gedanken. Schreiben Sie die Dinge die Sie belasten auf einen Block, auf ein Blatt Papier, ein Heft oder Ihren PC. Sagen Sie sich selbst, dass Sie zu einem späteren Zeitpunkt auf die Gedanken eingehen werden. Wenn Sie möchten, können Sie sich hierzu einen festen Termin ausmachen und sich zu diesem Termin eine festgesetzte Zeit lang mit diesen Gedanken beschäftigen. Wenn Sie sich diese Zeit nehmen, dann am besten nicht direkt vor dem zu Bett gehen. Gerne können Sie sich einen Wecker zu Hilfe nehmen, dass Sie nicht zu lange grübeln. Super wäre es, danach duschen zu gehen oder Ihr Gesicht und Ihre Hände mit klarem Wasser abzuwaschen, und sich dabei vorzustellen, wie nun alle negativen Gedanken mit dem Wasser weggespült werden.

Wenn Sie beispielsweise im Bett liegen, und feststellen, dass Sie Ihre Gedanken nicht mehr in den Griff bekommen, dann versuchen Sie (wie später auch im Autogenen Training beschrieben) die Gedanken einzufangen – sie zu akzeptieren, beispielsweise in einen Luftballon zu packen und davon fliegen zu lassen. Das Gleiche stellen Sie sich mit den nächsten Gedanken vor die kommen. Oder Sie packen Ihre Gedanken in Wolken, die dann davonfliegen. Wie wäre es mit kleinen Schiffchen die Sie aus Ihren Gedanken formen? Setzten Sie diese auf einen Fluss und lassen Sie sie davon schwimmen. Seien Sie erfinderisch und wählen Sie sich die Art aus, die Ihnen am meisten zusagt.

Denken Sie darüber nach was andere Personen über diese Gedanken die Sie haben, sagen würden. Personen die es gut meinen. Oder erfinden Sie eine Person in Ihren Gedanken, die Ihnen einen Ratschlag gibt, mit dem Sie das Thema mit gutem Gefühl beenden können und nicht weiter darüber nachgrübeln müssen.

Sollten Sie merken, dass Sie wieder in Ihr Grübeln versinken, sagen Sie sich laut **Halt** oder **Stopp**, gerne auch in Gedanken, wenn Sie nicht laut reden können. Stampfen Sie einen Fuß auf den Boden oder klatschen Sie einmal in die Hand. Das holt sie zumindest kurz in die Realität zurück. Zwingen Sie sich, nicht weiter über das aktuelle Thema nachzudenken, sondern nutzen Sie lieber ein positives Thema. Eine schöne Erinnerung, eine schöne Vorstellung von einer bevorstehenden Sache, Tagträume, in denen alles so ist wie Sie es sich wünschen. Lenken Sie sich von den negativen Gedanken ab.

Machen Sie sich bewusst, dass Sie sich mit der Grübelei quälen, und dass Sie dies nicht mehr möchten. Sie wollen sich Gutes tun. Beobachten Sie auch über was sie grübeln. Versuchen Sie, wenn es wirklich ein Problem ist das aktuell im Raum steht, oder eine wichtige Entscheidung getroffen werden muss, schnell eine Lösung zu finden.

Sollten Sie die Möglichkeit haben lenken Sie sich ab, sobald Sie merken, dass Sie ins Grübeln fallen. Am besten eignet sich dazu etwas Aktives, wie Sport oder Gymnastik. Auch aufräumen oder putzen kann helfen. Ein Buch lesen, sofern Sie nicht anstatt zu lesen weiter grübeln. Musik hören und mitsingen, dazu tanzen. Wenn Sie möchten auch gerne telefonieren oder spazieren gehen. Es gibt sehr viele Möglichkeiten sich abzulenken. Sie entscheiden, was das Richtige für Sie ist. Wenn Sie zu überladen mit Ihren Gedanken sind um sich selbst zu motivieren etwas aktiv zu tun, kann Ihnen hier auch ein Positiv-Aktiv Buch helfen. In solchen Büchern werden Sie aufgefordert, diverse Aufgaben zu erfüllen, die immer das Ziel haben: Sie zu beschäftigen, von Ihrer Grübelei und Ihren Ängsten abzulenken, dass Sie sich bewegen, dass Sie über schöne Dinge nachdenken, sich selbst und andren Gutes zu tun, usw. *Am Ende dieses Buches habe ich Ihnen eine Empfehlung für ein solches Positiv-Aktiv Buch eingefügt.*

Umdenken. Wenn Sie bisher dachten, Sie werden nicht gemocht, weil jemand Sie komisch ansah, nicht grüßte, oder sich aus einem anderen Grund Ihrer Meinung nach komisch verhielt, denken Sie nicht länger darüber nach was an Ihnen nicht richtig ist, oder was der oder die anderen gegen Sie haben könnten. Versuchen Sie umzudenken. Der andere hat womöglich nur einen stressigen Tag oder ihm geht es vielleicht nicht gut. Derjenige ist eventuell ebenfalls in Gedanken gewesen oder hat gerade eine schlechte Nachricht bekommen.

Es gibt viele Möglichkeiten weshalb andere Menschen sich negativ uns gegenüber verhalten, bzw. wir dies so auffassen, denn sehr oft wird dieses Verhalten einfach nur missverstanden und falsch gedeutet. Leider gibt es auch manches Mal Menschen, die wirklich gerne schlecht über andere reden und sich entsprechend komisch verhalten. Aber diese Menschen sollten Ihnen eher leidtun und Sie ihnen keine weitere Beachtung schenken. Denn Sie haben ein wirkliches Problem, und das will gelöst werden.

Wenn Sie nicht aus der Gedankenspirale rauskommen, versuchen Sie Situationen in der Zukunft zu bedenken. Was kommt auf Sie zu, beispielsweise bei einem Personalgespräch. Überlegen Sie sich wie Sie sich ausdrücken und arbeiten Sie an Ihrem Auftreten. Oder wenn Sie die Vergangenheit einfach nicht loslässt, lassen Sie sich nicht einfangen von den Gedanken warum es nur so war. Nutzen Sie schlechte Erlebnisse positiv, indem Sie sich überlegen, was habe ich daraus gelernt, und was nehme ich

Positives aus dieser Erfahrung mit. Aus allem Erlebten, egal wie schlecht, können wir etwas Positives rausziehen und etwas daraus lernen. Wenn Sie dies eruiert haben, etwas Positives herausgefunden haben, erfreuen Sie sich darüber. Sie haben etwas gelernt. Nun brauchen Sie die Grübelei über das Vergangene nicht mehr.

Ändern Sie Ihre Fragestellung. Meistens werden Sie sicher von der Frage „Warum?" geplagt. Ändern Sie diese in „Wie?" - „Wann?" - „Wer?"… (**Wie** kann ich das Problem lösen? **Was** kann ich daraus lernen? **Wer** ist mein Ansprechpartner, wenn ich alleine nicht weiterkomme?)

Machen Sie sich keinen Druck. Alles braucht Zeit, alles braucht Übung. Wenn Sie es durch eine Angststörung oder Depression nicht schnell schaffen das Grübeln in den Griff zu bekommen, holen Sie sich Hilfe bei einem Therapeuten. Üben Sie dennoch fleißig weiter, bis Sie einen Termin und einen Therapieplatz haben.

ANGST & PANIK

Was ist Angst

Angst ist eines der ältesten Gefühle eines jeden Menschen und gehört zu den existenziellen Grunderfahrungen des Lebens. Das Gefühl der Angst ist für ein Lebewesen lebensnotwendig und soll uns vor Gefahren schützen um das Überleben zu sichern. Angst warnt uns vor einer Gefahr und der Mensch oder das Tier hat die Möglichkeiten Angriff oder Flucht. Jeder Mensch empfindet irgendwann Angst, der eine mehr, der andere weniger und jeder in anderen Situationen.

Bei einer Angst werden alle Körperreserven innerhalb von Sekundenbruchteilen auf Angriff oder Flucht vorbereitet. Herz- und Atemfrequenz werden gesteigert, Muskeln und Gehirn werden besser mit Blut versorgt, viele Hormone bereiten den Körper auf Höchstleistungen vor. Dies passiert alles automatisch und wird vom autonomen Nervensystem gesteuert. Die empfundenen Körperreaktionen nimmt der Angstbetroffene als unerklärliche Symptome wahr. Es gibt Menschen, welche die Angst in Form von Adrenalinstößen bewusst suchen, beispielsweise mit Ausführen von gefährlichen Sportarten.

Die Angst ist zwar lebensnotwenig, kann aber auch über das normale Maß hinausgehen. In einem solchen Fall bringt dies dem Betroffenen viele Nachteile. Starke Angst reduziert die Konzentrationsfähigkeit. Sie kann sich bis zu einer Panikattacke aufbauen, was den Menschen für einen Augenblick sogar lähmen kann. Sowohl die Organe, die Muskeln, das Gehirn und das Nervensystem beeinflussen sich gegenseitig bei einer Angstattacke. Der Mensch gerät in einen Teufelskreis, der bis zu einer Panikattacke führen kann.

Eine Angst ist jedoch nicht gleich krankhaft. Die Angst um seinen Arbeitsplatz und die Angst den beruflichen Anforderungen nicht gewachsen zu sein, besonders in der momentanen Arbeitsmarktsituation, bewirkt bei den meisten Menschen Angst. Dies ist völlig natürlich. Die Vorstellung seine Familienmitglieder, Partner oder Freunde durch Krankheit oder höhere Gewalt zu verlieren, können normale Auslöser für Angst sein. Nicht jeder sieht dem Thema Tod gelassen ins Auge und auch hier können Ängste aufkommen, die im normalen Rahmen liegen.

Als krankhaft bezeichnet man die Angst dann, wenn sie übertrieben auftritt, beispielsweise in Bezug auf Krankheiten die Hypochondrie. Oder wenn die Angst für den Betroffenen wie aus heiterem Himmel kommt seiner Ansicht nach grundlos auftritt, sprich, wenn schon eine Angst vor der Angst besteht.

Nicht nur von Grund auf ängstliche Menschen müssen zwangsweise Panikattacken erleiden, auch wenn die Wahrscheinlichkeit recht groß ist. Auch ausgeglichenen Menschen kann dies passieren.

Die Aussprache vor Freunden und Verwandten über den Gesundheitszustand und deren Gedanken, sowie die Beschwerden kann für viele Betroffene unglaublich schwer sein. Oftmals warten viele Betroffene sehr lange bis sie ihr Leiden preisgeben. Einige, weil sie lange nicht wissen was sie haben. Andere, weil es ihnen unangenehm ist. Wieder andere aus einer Angst, wie gehen die Menschen damit um, werden sie den Betroffenen auslachen oder nicht ernst nehmen.

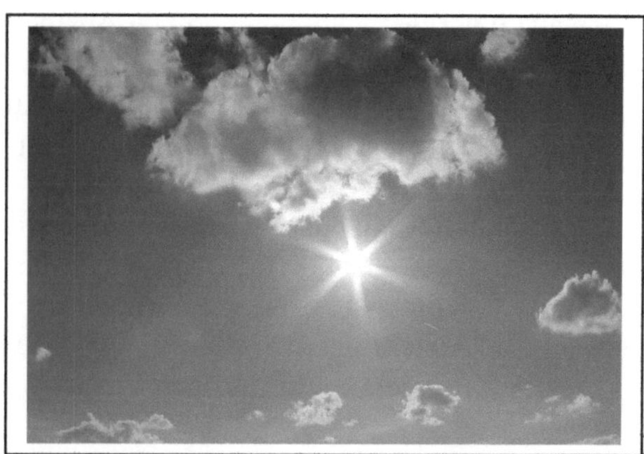

<u>Was bewirkt die Angst</u>

Die Angst kann viele körperliche Reaktionen hervorrufen. Einige davon sind:

> Laut empfundenes Herzklopfen

> Herzrasen

> Schwindelgefühl

> Magenschmerzen

> Schmerzen im Unterleib

> Schmerzen in der Brust

> Blähungen

> Durchfall

> Übergeben

> Verstärktes Schwitzen / Hyperhidrose

> Durchblutungsstörungen

> Warm – und Kalt Wechsel Empfinden

> Zittern der Muskeln

> Verkrampfungen

> Atemnot

Ebenso kann die Angst auf der Gefühlsebene Reaktionen hervorrufen. Zum Beispiel:

➢ Gereiztheit

➢ Aggressionen

➢ Vergesslichkeit

➢ Konzentrationsschwierigkeiten

➢ Selbstzweifel

➢ Wahrnehmungsstörungen

➢ Verwirrung / Orientierungslosigkeit

Wenn die Angst allerdings ein sinnvolles Maß überschreitet bringt sie mehr Nachteile als Vorteile mit sich. Starke Angst reduziert die Konzentrationsfähigkeit. Wenn sie in Panik gipfelt, kann sie zu unüberlegten Reaktionen führen oder wie schon angedeutet, den Betroffenen kurzzeitig lähmen.

Viele Teile des Menschen (Organe, Muskeln, Gehirn, Psyche, Nervensystem) sind an der Angst- und Stressreaktion beteiligt und beeinflussen sich gegenseitig. Bei einer Angststörung schaukeln sich diese Teile bis hin zur Panikattacke gegenseitig auf.

Jemand der sich nicht im Klaren darüber ist, dass die oben genannten Symptome Anzeichen von Angst oder einer psychischen Erkrankung sein können, versteht im ersten Moment nicht wie ihm geschieht. Viele laufen von Arzt zu Arzt, lassen sich von oben bis unten durchchecken und sind meistens enttäuscht, wenn die Ärzte ihnen mitteilen, dass sie nicht schwer krank sind. Wenn sie hören, dass mit ihrem Blut alles in Ordnung ist, keine Allergien vorliegen und sie sonst top fit und gesund sind. Verständlicherweise beruhigen diese Tatsachen den Betroffenen überhaupt nicht, denn nun weiß er wieder nicht warum er unter solchen körperlichen Beschwerden leidet. Viele fühlen sich von den Ärzten unverstanden, nicht ernst genommen. Es ist wichtig, einen Arzt des Vertrauens auf seiner Seite zu haben, der den Betroffenen bis zur Besserung begleitet. Auch für Menschen denen klar ist, dass die Beschwerden durch Angst kommen, bekommen deswegen nicht automatisch ihre Angst sofort in den Griff. Es braucht seine Zeit.

Mittlerweile nimmt das Thema *psychische Krankheiten* etwas mehr Popularität an und wird mehr anerkannt als noch vor einigen Jahren. Es gab eine Zeit, in der psychische Ursachen eher selten in Betracht gezogen wurden. Aber in der heutigen Zeit des Leistungsdruckes und des ständigen Stress, unter dem die meisten Menschen stehen, häuft sich leider auch die

Anzahl der Burnout- und Depressions-betroffenen sowie die Nervenzusammenbrüche.

Durch Angst, Depressionen, Zwänge und sonstigen psychischen Beschwerden ändert sich bei den meisten Betroffenen der komplette Tagesablauf oder sogar das ganze Leben. Die Menschen leiden, möchten ihre Probleme und Beschwerden nicht nach außen zeigen, verheimlichen quasi ihre Symptome. Um gar nicht erst Ausreden und Erklärungen suchen zu müssen, verkriechen sich viele Betroffene zuhause. Die Lebensqualität sinkt rapide ab, manche verfallen in eine Sucht, andere rutschen durch die Angst in die Depression.

Auch für die Angehörigen von Betroffenen ist es nicht einfach mit den Liebesten umzugehen, vor allem wenn sie selbst noch nie Probleme dieser Art hatten. Es wäre für den Betroffenen das beste, wenn er Angehörige und Freunde hätte, die sich über sein Krankheitsbild informieren. Denn mit den erlangten Informationen können sie besser für ihn da sein. Leider wird oft, durch nur wenige Worte welche Unverständnis vermitteln, bei einem Betroffenen viel Ungutes ausgelöst, oder sogar die Situation verschlechtert. Dazu kommt leider, dass nicht jeder Betroffene Angehörige oder Freunde hat.

Viele Menschen werden sehr kreativ um Angstsituationen aus dem Weg zu gehen. Sie erfinden beispielsweise Kopfschmerzen, wichtige Termine, Verabredungen oder einen dringenden Gang zur Toilette, nur um aus einer Situation zu flüchten, oder das Haus nicht verlassen zu müssen. Diese Menschen sind bereit ihr ganzes Leben zu ändern, nur um Situationen zu vermeiden, welche bei ihnen Angst herbeirufen könnten.

Es ist jedoch keine Lösung sich auf Grund seiner Ängste zu verstecken oder zu verstellen. Offen zu seiner Angst zu stehen und mit anderen darüber zu reden kann oft der erste Schritt sein, um aus der Angst herauszufinden. Es ist nie zu spät, etwas an sich und oder an seiner Situation zu verändern.

Die Meisten fühlen sich von ihrer Angst beherrscht. Um sie in den Griff zu bekommen ist es jedoch nicht sehr hilfreich, die Angst komplett zu vermeiden. Wenn die Betroffenen das ein Leben lang machen, werden sie nicht unbedingt sorgenfrei und unbeschwert leben können. Denn auch wenn die Betroffenen sehr geübt darin sind angsthervorrufende Situationen zu vermeiden, kann es immer wieder vorkommen, dass sie ungewollt Angst empfinden. Ihr Leben sollte nicht aus Vermeidung bestehen.

Was geschieht mit dem Körper bei Angst

Bei jeglichen Arten von Gefahr die wir wahrnehmen werden vom Gehirn entsprechende Informationen an das vegetative Nervensystem weitergeleitet. Dieses steuert das Innere des Körpers und besteht aus dem: *sympathischem Nervensystem*, für Aktivität und Leistung und dem: *parasympathischem Nervensystem*, für Entspannung, Erholung, Energieaufbau. Beides zusammen hält das Gleichgewicht des Körpers (Homöostase) aufrecht.

Bei Stress, Aufregung und Angst wird Adrenalin ausgeschüttet. Bei ständigem Stress und andauernder Angst entsprechend oft und viel Adrenalin. Adrenalin führt zu einer erhöhten Wachheit. Bei einer permanenten Ausschüttung ist das die perfekte Grundlage zum pausenlosen Grübeln, der Körper hat keine Möglichkeit zu entspannen usw. Auch Wut, Zorn aber auch Freude können zu Adrenalin Ausschüttungen führen. Bei Panikattacken wird ebenfalls Adrenalin ausgeschüttet.

Woher kommen die körperlichen Beschwerden? Unter anderem davon, dass der Körper bei Stress, Angst etc. durch das vegetative Nervensystem auf körperliche Reaktion wie Kampf oder Flucht vorbereitet wird. Da es sich hier jedoch nur um

„Kopfsachen" handelt, folgt keine körperliche Tätigkeit wie Kampf oder Flucht, welche diese bereitgestellte Energie benötigen würde. Diese wird nicht abgebaut, so bleibt ein permanenter angespannter Zustand im Körper bestehen. Dies wiederrum wirkt sich irgendwann auf alles aus, von den Organen bis hin zu den Muskeln. Dies ist auch eine der Erklärungen, warum Sport, auch wenn es im ersten Augenblick als Anstrengung aussieht, helfen kann. Denn hier können die Betroffenen diese überschüssigen Energien abbauen.

Während das sympathische Nervensystem die Aufgaben hat den Körper zu puschen, in die Gänge zu bringen, alles zu durchbluten, die Schweißdurchlässigkeit der Haut zu steigern, den Stoffwechsel zu beschleunigen u.v.m., hat das parasympathische Nervensystem die Aufgabe, den Körper wieder herunter zu holen, zu beruhigen. Dies dient dazu, neue Energie und Kraft zu schöpfen. Fehlt dies, kommt der Körper nicht mehr zur Ruhe, was fatale Folgen haben kann.

Sie können dem parasympathischen Nervensystem helfen, beispielsweise indem Sie für Ihren Körper und Ihren Geist Entspannungsübungen durchführen. Sich um sich kümmern, für ausreichend Ruhe sorgen.

Eine der Aufgaben des parasympathischen Nervensystems ist auch die Tränenausscheidung. Daher kann es bei einer Entspannung dazu kommen, dass Menschen anfangen zu weinen und nicht wissen warum. Auch weil unterdrückte Gefühle aufkommen können, die der Körper und der Geist beginnt zu verarbeiten.

<u>Woher kommt die Angst</u>

Ein gewisses Maß an Angst ist für den Menschen lebensnotwendig. Dafür, dass die Angst bei manchen Menschen in zu hohem Maße vorhanden ist, kann es mehrere Ursachen geben. Teilweise haben sich die Menschen ihre Angst unbewusst und ungewollt antrainiert.

Beispielsweise können folgende Gründe die Angst hervorrufen:

> negative Erlebnisse, z.B.:

    o   körperliche Beschwerden

    o   peinliche Situationen

    o   Todesfälle in Familie und Freundeskreis

    o   Vergewaltigung

- o Überfall
- o Mobbing etc.
- ➢ negative Einflüsse z. B.:
  - o von Eltern
  - o von Schulkameraden
  - o von Arbeitskollegen
- ➢ eigene Überforderung
- ➢ Trennung vom Partner
- ➢ zu viel Stress im Alltag
- ➢ ständige starke Nervosität
- ➢ Keine Ruhezeiten, keine Entspannung
- ➢ Krankheiten im Umfeld
- ➢ Eigene Krankheiten, z.B.:
  - o Schilddrüsenerkrankung
  - o Krebs
- ➢ Katastrophenvorstellungen

U.v.m.

Unser Unterbewusstsein sieht nach oben genannten Punkten in bestimmten Situationen auf Grund von Gerüchen oder Farben eine Bedrohung. Dies passiert da das Gehirn bestimmte, manchmal schwer nachvollziehbare Verknüpfungen die schon von Kindesalter an gespeichert werden können, erstellt und gespeichert hat. So kann eine kaum bewusst wahrgenommene Kleinigkeit schon eine Panik oder eine Angstattacke hervorrufen. Der Betroffene hat Angst, etwas Bestimmtes noch einmal erleben zu müssen, spüren zu müssen, oder noch schlimmere körperliche Symptome zu spüren, als beim letzten Mal. Allerdings weiß er in dem Moment nicht, dass eine Farbe, ein Geruch oder auch eine Melodie die Angst just in dem Moment auslöst. Für ihn kommt diese „aus heiterem Himmel". Zudem verliert er das Vertrauen in sich selbst. In einer weniger angstvollen Situation machen sich viele Menschen Gedanken darüber, wie die Angstsituation war und rufen sich das Befinden wieder in Erinnerung. Sie bauen sich dadurch eine weitere Angst auf, das Schlimme noch einmal erleben zu müssen, was zu wiederrum zu einer Erwartung führt. Der Betroffene rechnet in der nächsten Situation automatisch wieder mit diesen Symptomen. Durch die Angst vor der Angst tritt natürlich das ein, was er nicht wollte, was wiederrum die Angst für das nächste Mal verstärkt. Ein Teufelskreis entsteht.

Viele Menschen flüchten sich unbewusst in die Angst und die Panik, wenn sie sich selbst außer in dieser Angstreaktion absolut keine Ruhezeiten gönnen. Sie überfordern sich chronisch, teilweise aus mangelndem Selbstwertgefühl, zum Teil wiederrum aus Angst. Beispielsweise sorgen Verlustängste dazu, dass die Menschen sich vor Ihrem Partner, vor Ihrer Familie und vor Freunden beweisen möchten. Ein großes Thema ist hier auch das Berufsleben. Um im Beruf voranzukommen, um kein Ärger vom Chef zu bekommen oder einfach die Angst nicht gut genug zu sein nötigt viele Menschen, sich zu überfordern. Doch der Körper holt sich irgendwann was er braucht, bevor er zusammenbricht. So zeigt er dem Menschen durch körperliche Symptome, die dann wiederum bei dem Menschen Angst und Panik auslösen, dass es reicht. Der Betroffene kommt so zumindest kurz zur Ruhe, wenn er beispielsweise mit einer Grippe eine Woche zuhause im Bett liegt, was natürlich auf Dauer keine gesunde Lösung ist.

In den Ruhezeiten denken viele der Menschen dann wieder über das Erlebte nach, was sie wieder in die Angst hineinzieht. Selbst die kleinste körperliche Empfindung die in den Augen des Betroffenen nicht normal ist, wird schnell überbewertet und mit einer Angstempfindung verknüpft. Die meisten Angstbetroffenen sind sich nicht darüber im Klaren, dass sie ihre Gefühle und Symptome mit ihren Gedanken selbst herbeirufen. Natürlich beinhaltet die Angst auch körperliche Veränderungen was wiederrum eine Angst auslöst. Ein Teufelskreis aus Gedanken, Gefühlen und körperlichen Symptomen.

Es gibt Menschen, die bei normalen körperlichen Reaktionen durch ihre eigene verstärkte Körperwahrnehmung ängstlich reagieren. So kann beispielsweise der Sport eine positive wie auch eine negative Aufregung oder Erregung der Auslöser für eine Panikattacke werden. Und das obwohl die veränderten körperlichen Empfindungen völlig normal sind.

Den Panikbetroffenen ist es allerdings in dem Moment nicht bewusst, dass sich der Körper beispielsweise bei einer Fahrradtour oder sonstigen sportlichen Aktivitäten der Belastung anpasst. Das Herz schlägt kräftiger und schneller, der Puls steigt an, der Körper schwitzt und bei einer falschen Atmung kann sogar ein Schwindelgefühl eintreten. Alles völlig normale Reaktionen, die für einen Angstbetroffenen jedoch Auslöser für eine Attacke sein können.

Vergiftungen, Krankheiten, Stoffwechsel-störungen oder neurologische Erkrankungen können Angst und Panikattacken auslösen. Daher sollten Sie sich auf jeden Fall von Ihrem Arzt untersuchen lassen.

Das erste Mal Panik

Das Gehirn nimmt eine Situation, eine Farbe, ein Geruch, einen Ton, ein Bild oder irgendetwas wahr, dass es mit etwas Unangenehmen verbindet. Bereits im Kindesalter erstellt das Gehirn Millionen von Verknüpfungen, die bei jedem Menschen unterschiedlich sind. So wird durch die Erregung einer der Verknüpfungen bei dem Menschen Gedanken freigesetzt, die meistens unterbewusst sowohl Gefühle, als auch körperliche Symptome auslösen. Das wiederrum setzt den Menschen unter Stress, denn im ersten Moment kann er nicht verstehen wo die körperlichen Symptome herkommen, so dass weitere Gedanken und Gefühle folgen. Und schon steckt der Mensch mitten drin in der Angstspirale.

Wenn der Betroffene so etwas nicht kennt und nicht weiß wie er damit umgehen soll, verfällt er in eine Art Erwartungshaltung und provoziert damit die nächste Angstattacke. Bei vielen dauert es eine Weile bis sie in einer akuten Situation bemerken, dass es sich um eine Panikattacke handelt. Vor allem, wenn sie so etwas noch nie hatten, oder noch nie davon gehört haben.

<u>Gefahren und Folgen der Angst</u>

Viele Menschen ziehen sich durch die Angst sehr zurück, vor allem wenn die Angst vermehrt oder ausschließlich in der Öffentlichkeit auftritt. Sie möchten vermeiden, dass die Angst, die körperlichen Gefühle und die Beschwerden wiederkommen. Deshalb verkriechen sich zu Hause, meiden Situationen mit anderen Menschen, gehen nur noch einkaufen zu Zeiten, in denen nicht viel los ist und gehen kaum noch aus. Manche Betroffene gehen nicht einmal mehr aus dem Haus.

Dann gibt es noch Menschen die sich versuchen von der Angst abzulenken, in dem sie sich ein anderes Laster angewöhnen. Sie stürzen sich beispielsweise in eine Esssucht, oder bekommen eine Essstörung und können kaum noch etwas essen. Sie fangen an vermehrt Alkohol zu trinken, zu rauchen oder rauchen mehr als vorher, fangen an sich selbst zu verletzen, zum Beispiel sich zu ritzen um von den Ängsten abzulenken. Somit fallen sie in eine Sucht und verstärken ihr Leiden und verlaufen sich gegebenenfalls noch in zusätzliche neue Krankheitsbilder.

Nachvollziehbarerweise leiden oft die Partner und die Angehörigen ebenso unter den Problemen des Betroffenen, da viele nicht mit ihnen umgehen können. Manchmal verhalten sie sich daher dem Betroffenen gegenüber merkwürdig. Eine Gefahr für den Betroffenen ist, sich durch die psychischen Probleme die er hat, zu sehr zu verändern und andere um sich herum unbewusst zu verletzten. Eine andere Gefahr kann sein, sich aus Angst vor dem Alleinsein, oder alleine zu bleiben, auf eine Beziehung einzulassen auf die sie sich im „Normalfall" nicht einlassen würden. Sich Gefühle einzureden wo keine sind. Das kann auch für den Partner schmerzhaft werden.

Auch das offen dazu stehen kann für den Betroffenen eine Gefahr darstellen, denn leider hat nicht jeder Mensch für solche Krankheiten Verständnis und wendet sich manchmal sogar von dem Menschen ab. Dies kann für den Betroffenen oft ein weiterer Schlag ins Gesicht sein und ihn tiefer in eine Angst oder Depression werfen.

Der Teufelskreis der Angst

Zuerst empfindet der Angstbetroffene die körperlichen Symptome auf Grund irgendeines Ereignisses, einer Situation, einer Farbe oder eines Geruchs etc. Diesen Symptomen wird große Aufmerksamkeit geschenkt und so steigert er sich langsam, wenn auch unbewusst, in die Angst hinein. Es können zum einen Panikgedanken aufkommen, beispielsweise die Panik krank zu sein, umzukippen, durchzudrehen oder gar zu sterben. Zum anderen könnte der Betroffene die Erwartungshaltung der kommenden Angst einnehmen. Der Betroffene fragt sich was mit ihm los sei, er denkt, dass mit ihm etwas nicht stimmt und wartet mit offenen Armen auf seinen Anfall, der dann natürlich nicht ausbleibt.

Durch die Gedanken und die Erwartungen verstärken sich die körperlichen Symptome, da die Aufmerksamkeit genau darauf gelenkt wird. Die Gedanken des Betroffenen verschlimmern sich entsprechend. Er befürchtet nun ohnmächtig zu werden, durchzudrehen, eine schwere Krankheit zu haben, die nun ausbricht, hat Angst zu sterben. Diese Gedanken füttert die Aufmerksamkeit der körperlichen Symptome. Der Betroffene hat die Kontrolle der Angst übergeben und ist nun in ihrem Netz gefangen. Ist die Attacke vorbei, merkt sich der Betroffene alles was passiert ist, was er empfunden hat und speichert sich diese Empfindungen ab, um sie in der nächsten Situation wieder aufzurufen. Ein Teufelskreis, der unterbrochen werden muss.

STRESS

Da Stress ein Hauptfaktor und eine Hauptursache vieler Leiden ist, hier noch einige Informationen zu diesem Thema.

Was passiert bei Stress

Bei Stress und zu hoher Adrenalin-Ausschüttung wird der Blutdruck höher. Blutdrucksenkende Mittel helfen hier nicht viel, es wäre sinnvoller die Ursache ausfindig zu machen um den Stress zu mindern.

Durch den Stress können auch körperliche Schmerzen herbeigeführt werden. Woher kommt dies? Der Schmerz ist eine Verkrampfung. Unser Körper verkrampft sich beispielsweise durch Angst oder durch Stress. Dadurch erhalten die Muskeln zu wenig Sauerstoff. Hiervon kommt der Schmerz. Ein weicher Muskel ist weit und Blut, Sauerstoff etc. kann gut durch transportiert werden. Ein verkrampfter Muskel ist schmal, es ist nicht genug Platz vorhanden um alles durch zu transportieren.

Unbewusster Stress

Viele alltägliche Dinge können unbewusst zu Stress führen, da es für uns normal ist. Spiegel, beispielsweise, wirken negativ auf das Schlaffeld und können so unbewusst zu Schlafstörungen führen. Es ist ratsam, keinen Spiegel neben, vor oder über dem Bett anzubringen. Am besten sogar komplett aus dem Schlafzimmer weg zu lassen.

Das Handy neben dem Bett als Wecker, sowie Radiowecker wirken ebenso negativ auf uns, kann zu unbewusster innerlichen Unruhe führen, auch wenn wir dies nicht gleich bemerken. Warum nicht ein Wecker mit Batterie nutzen? So kann auch der Elektrosmog nicht an uns dringen, wie auch bei dem Thema Elektrogeräte im Schlafzimmer.

Mit eingeschaltetem TV Gerät einschlafen und durchschlafen ist nicht sehr gesund. Sie denken zwar, Sie schlafen, aber Sie tun dies nicht wirklich. Ein Teil Ihres Bewusstseins bekommt immer noch mit was in der Kiste vor sich geht, saugt die Geräusche, die Eindrücke und die Worte auf. Somit genießen Sie keine vollkommene Ruhe und Entspannung.

Was tun gegen Stress

Abgesehen von eben genannten Hinweisen können Sie gegen Stress auch noch die Dinge versuchen, die gleich bei *Was hilft gegen die Angst & gegen Depressionen* aufgeführt sind. Auch das bereits angesprochene Positiv-Aktiv Buch kann Ihnen helfen, da es mit seinen zahlreichen Aufgaben von Stress ablenken kann.

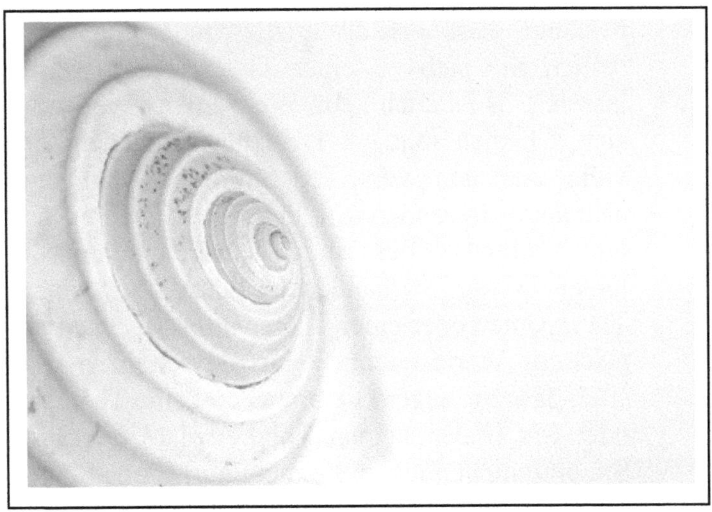

<u>**WAS HILFT GEGEN DIE ANGST & GEGEN DEPRESSIONEN**</u>

Vielleicht hilft Ihnen dieses Buch und gibt Ihnen neuen Mut etwas Kraft zu schöpfen und das Thema Angst, Panik, Depression oder auch Zwang neu anzugehen.

Es kann natürlich möglich sein, dass Ihre Empfindungen von einer körperlichen Sache kommen, beispielsweise einer Schilddrüsen-überfunktion. Daher ist es sehr wichtig, sich durchchecken zu lassen. Wenn Ihr Arzt Ihnen bestätigt, dass organisch alles in Ordnung ist, sollten Sie sich zu einer Therapie überweisen lassen. Das ist auch keineswegs etwas, wofür Sie sich schämen müssen. Heutzutage machen sehr viele aus den verschiedensten Gründen eine Therapie. In anderen Ländern ist das ebenso längst üblich. Dies zeigen unter anderem die leider wenig vorhandenen Plätze bei einem Therapeuten oder einer Therapeutin. Rechnen Sie also mit Wartezeiten. Wenn Sie schon so weit sind, dass Sie sagen Sie brauchen keine Therapie, oder Sie finden keinen Therapieplatz, verzagen Sie bitte nicht. Geben Sie nicht auf, sondern üben solange für sich, arbeiten Sie an Ihrem Ziel bis Sie einen Platz gefunden haben.

Machen Sie sich bewusst, dass es weder peinlich, noch das Ende der Welt ist, wenn Sie unter Ängsten leiden. Wenn Ihr Umfeld kein Verständnis dafür hat, sind es entweder die falschen Leute, oder sie können mit der Situation nicht umgehen. Versuchen Sie, Verständnis mit den Menschen zu haben, die nicht damit umgehen können. Verlangen Sie nicht zu viel von Menschen, die mit solchen Problemen noch nie etwas zu tun hatten. Meist lernt jemand erst dann mit solchen Ängsten umzugehen, wenn er selbst solche Probleme hat, die Erfahrungen eines Nahestehenden mit Ängsten gemacht hat oder mit solchen Betroffenen arbeitet. Nicht alle Menschen haben mit böser Absicht kein Verständnis, dies sollten Sie zu unterscheiden wissen. Sicher gibt es einige, die nur an sich denken und auch kein Interesse daran haben, Verständnis für andere zu haben. Doch solche Menschen brauchen Sie nicht, und es sind nicht alle so. Daher sollten Sie nicht alle Menschen gleich verurteilen, die nicht verständnisvoll reagieren.

Hilfe zur Selbsthilfe

Das wichtigste Geheimnis ist, dass Sie bitte nicht erwarten, dass andere Sie heilen werden. Keine Ärzte, keine Therapeuten, keine Freunde und keine Partner. Auch ein Wunderheiler, Naturheilpraktiker oder der Kauf eines Haustieres wird Ihnen die Angst nicht nehmen. Jeder von den eben genannten kann Ihnen eine Hilfe sein, kann Sie unterstützen. Aber ohne Ihre eigene Hilfe geht gar nichts. Die Hilfe zur Selbsthilfe ist der Zaubersatz. Lassen sie sich Anregungen und Denkanstöße geben, genießen Sie das Gefühl, dass Sie jemand unterstützt. Aber heilen kann Sie niemand, außer Sie selbst.

Wenn Sie selbst nicht bereit sind etwas zu tun, sich nur darauf verlassen, dass andere für Sie arbeiten, werden Sie keinen Erfolg erzielen. Durchbrechen Sie selbst die Barriere der Niedergeschlagenheit, kämpfen Sie für sich!

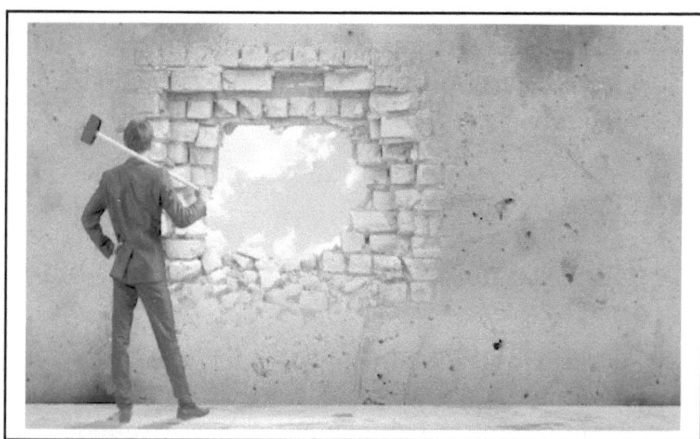

Medikamente

Natürlich gibt es Medikamente gegen Ängste und Depressionen. Es bleibt jedem selbst überlassen, ob er seine Angst mit Hilfe von Medikamenten, oder ohne in den Griff bekommen möchte.

Die Medikamente für psychische Krankheiten nennt man Psychopharmaka und sollten parallel zu einer Therapie, auf jeden Fall jedoch nach Anordnung und unter Beobachtung Ihres Arztes eingenommen werden.

Es kommt darauf an wie stark jemand unter Ängsten und Depressionen leidet. Es sollten jedoch nie Psychopharmaka ohne das Wissen des Arztes eingenommen werden. Ebenso muss beachtetet werden, dass die Einnahme von Medikamenten keine Dauerlösung sein sollte. Abgesehen davon, dass es bei den meisten Medikamenten mehrere Wochen dauert bis sie wirken, sollte jeder bedenken, dass nicht alle Medikamente perfekt helfen.

Es kann sehr lange dauern, das passende Medikament für jeden Einzelnen zu finden. Eines, das genau diesem Betroffenen wirklich hilft. Natürlich kann es auch schneller gehen, ich möchte Ihnen auf keinen Fall zusätzlich Angst einjagen. Doch die Möglichkeit besteht, dass es etwas länger dauert, bis jeder auf sein

Medikament eingestimmt ist. Sicher möchte keiner sein Leben lang Tabletten schlucken müssen. Von daher sollte sich jeder, der sich für die Einnahme von Medikamenten entscheidet, nicht nur auf deren Wirksamkeit verlassen. Er sollte sich abgesehen von den Medikamenten, welche lediglich unterstützen sollen, darauf konzentrieren, die Angst mit eigener Kraft in den Griff zu bekommen.

Es gibt eine Menge Medikamente bei psychischen Krankheiten, und manchmal lässt sich eine Einnahme nicht vermeiden. Meiner Meinung nach, als Nichtfreund von chemischer Medikation, sollte dies wenn, dann nur solange als nötig genommen werden. Abgesehen von Nebenwirkungen, was zum Beispiel auch Depressionen sein können, ist es möglich, dass manche Medikamente abhängig machen oder zu Adipositas (Fettleibigkeit) führen.

Es gibt sehr viele verschiedene Psychopharmaka. Sehr bekannt ist beispielsweise die Gruppe der Antidepressiva. Neuroleptika, Psychostimulanzien oder Lithium sind andere bekannte Psychopharmaka Gruppen.

Psychostimulanzien, beispielsweise Ephedrin, beinhalten auf den Organismus anregende Substanzen und haben eine Abhängigkeitsgefahr. Diese ist allerdings psychischer, nicht physischer

Natur. Es sind nicht alle Psychopharmaka mit der Nebenwirkung der Abhängigkeit behaftet, aber es gibt noch ausreichend andere Nebenwirkungen. Ferner ist ein großer Nachteil, dass bei den meisten Medikamenten die gewünschte Wirkung erst nach Wochen eintritt.

Leider kann es auch vorkommen, dass nicht gleich das "perfekte" Medikament gefunden werden kann. Die Medikamente haben unterschiedliche Wirkungen. Beispielsweise wirkt die Lithium Medikation (z. B. Quilonum) beruhigend, aber nicht angstlösend, während die Tranquilizer angstlösend und beruhigend wirken. Die Antidepressiva haben hauptsächlich eine stimmungsaufhellende sowie auch eine antriebssteigernde Wirkung.

Es ist wichtig für den Arzt zu wissen, welche Symptome sie haben, denn Appetitlosigkeit und Schlaflosigkeit beispielsweise können, je nach Medikation, zusammen gegen Ängste und Depressionen entsprechend mit der Wahl der Medikation positiv beeinflusst werden.

Sollten Sie Medikamente nehmen und diese absetzen wollen, machen Sie dies bitte langsam, und mit Begleitung Ihres Arztes.

Rescue Tropfen

Bei Rescue Tropfen handelt es sich um eine Tropfenmischung aus Bachblüten. Der Arzt Edward Bach hat körperliche Krankheiten und Gemütszustände verschiedenen Pflanzen zugeordnet, diesen dann Essenzen entzogen und diese zur Therapie verschiedener Krankheiten eingesetzt.

Die recht bekannten Rescue Tropfen sind mit sehr geringem Alkoholgehalt versetzt, so sind die Tropfen sogar für Kinder und Schwangere geeignet, laut dem Hersteller. Mittlerweile gibt es Rescue Tropfen auch ohne Alkohol. Die ausgewählten Bachblüten haben im Einzelnen spezielle Wirkungen, wie zum Beispiel: Selbstbewusstsein steigernd, sorgenlindernd etc. Diese Tropfen sind speziell für den Gebrauch bei Angst und Panik, sowie Stresssituation gemischt worden. Es werden für gewöhnlich ca. 4 Tropfen auf die Zunge gegeben und wirken umgehend, können bei stärkeren Beschwerden alle 5-10 Minuten wiederholt eingenommen werden, bis die Angst oder der Stress wieder abgeklungen ist.

Viele Betroffene fühlen sich mit so einer „Notfall-Flasche in der Tasche" sicherer. Es kann nicht schaden, ein solches Fläschchen in der Tasche zu haben, besonders wenn es Ihnen hilft, trotz Ihrer Ängste das Haus zu verlassen und wieder ein Stück weit am Leben teilzunehmen.

Die Kombination der Bachblüten senkt den Stresspegel. Sogar in Schocksituationen wurden schon positive Erfahrungen mit den Rescue Tropfen berichtet.

<u>Kur</u>

Es gibt noch die Möglichkeit eine Kur in einer Psychosomatischen Klinik anzutreten. Diese muss vorab beantragt werden. Fragen Sie hierzu Ihren Hausarzt. Alternativ sprechen Sie Ihren Neurologen oder Ihre Neurologin an. Die Ärzte können Ihnen beim Ausfüllen des Antrages behilflich sein. Zudem muss ein Arzt einen Teil des Antrages ausfüllen und unterzeichnen. Für gewöhnlich dauert es eine Weile, sollte der Antrag von der Krankenkasse genehmigt werden, bis Sie einen Termin erhalten. Aber es lohnt sich und kann auch recht schnell gehen.

Wenn es dann soweit ist, bekommen Sie eine Klinik zugewiesen. Lassen Sie sich nicht abschrecken, wenn diese etwas weiter weg ist. Auch wenn Sie im ersten Moment möglicherweise Angst davor haben, es wird Ihnen guttun. Normalerweise bekommen Sie drei bis vier Wochen Kuraufenthalt vorgeschrieben bzw. genehmigt. Oftmals wird diese Zeit während Ihres Aufenthaltes verlängert, je nach Krankheitsbild, Ihren Fortschritten und Ihrem Befinden.

Sie bekommen in der Klinik ein Zimmer zugewiesen. Hier kommt es auf die Klinik an ob es Einzel- oder Doppelzimmer gibt. Dann wird Ihnen gezeigt wo alles ist, beispielsweise der Speisesaal. Auch hier kommt es auf die Klinik an, ob Sie einen festen Sitzplatz haben, oder es wie in einer Kantine freie Platzwahl gibt. Sie erhalten einen Art Stundenplan mit den Anwendungen die Sie während Ihres Kuraufenthaltes haben. Dies können im groben sein: Sport, Einzeltherapie, Gruppentherapie, spezifische Kurse, und Entspannung. Normalerweise haben Sie als Erstes ein Einzelgespräch, damit die Therapeuten und Ärzte Sie etwas kennenlernen, und Sie entsprechend in die Kurse einordnen können.

Anfangs scheint natürlich alles sehr fremd, aber nach einiger Zeit werden Sie sich richtig wohl fühlen. Sie können in dieser Zeit sehr viel lernen und haben Kontakt zu anderen Betroffenen. Die Mitarbeiter der Klinik helfen Ihnen auch bei Angelegenheiten wie Wiedereingliederung oder Krankengeld bei längerem Aufenthalt etc.

Akzeptieren und nicht krampfhaft versuchen dagegen anzukämpfen

Sie sollten sich zuerst einmal bewusstmachen, dass die Angst zu Ihnen und zu Ihrem Leben gehört, so unschön das jetzt für Sie klingen mag. Akzeptieren Sie Ihre Angst, nehmen Sie die Angst als einen Teil von Ihnen an, auch wenn es sich für Sie noch sehr unakzeptabel anfühlt.

Versuchen Sie nicht krampfhaft gegen Ihre Ängste anzukämpfen. Umso mehr Sie sich darauf konzentrieren, dass Sie keine Angst haben dürfen, umso mehr schenken Sie der Angst wieder Aufmerksamkeit. Versuchen Sie zum einen Ihre Denkweise zu ändern, und zum anderen die Angst als Teil Ihres Lebens, Ihres Ichs zu akzeptieren.

Sich zugestehen

Sie dürfen! Dies ist eine ganz wichtige Aussage für Sie. Viele Angst Betroffene haben leider das Problem, dass Sie sich nicht eingestehen, dass sie Spaß haben dürfen. Dass sie glücklich sein dürfen. Dass sie lachen dürfen. Dass sie auch einmal NEIN sagen dürfen. Dass sie Erfolg haben dürfen. Dass sie ehrlich sein dürfen. Dass sie sich

mögen, und ihr Leben und was sie haben schätzen
dürfen, auch wenn nicht alles rosarot läuft.

Daher machen Sie sich folgendes klar: Sie haben
das Recht glücklich zu sein! Sie haben das Recht
Spaß zu haben! Sie haben auch das Recht genug
Geld zu haben! Sie brauchen sich dafür nicht zu
schämen oder schuldig zu fühlen, wenn Sie mehr
oder weniger haben als andere. Gestehen Sie sich
ein, dass Sie hoffen dürfen. Und tun Sie dies
auch.

Freuen Sie sich über die Dinge, die Sie haben, die
Sie erleben. Sie dürfen auch Ihre Meinung ändern
und diese äußern, Sie dürfen auch Ihre
Denkweise ändern. Sie brauchen sich nicht
schuldig fühlen, weil Sie möglicherweise in der
Vergangenheit über manche Themen anders
gedacht haben, denn es ist Ihr gutes Recht Ihre
Meinung zu ändern.

Sie sind für sich selbst, und für Ihr Glück
verantwortlich. Sie dürfen Spaß und auch Erfolg
haben. Machen Sie sich dies bewusst und handeln
Sie danach. Fühlen sie danach. Gestehen Sie sich
dies zu. Machen Sie sich kein schlechtes
Gewissen oder denken Sie nicht, dass Sie etwas
nicht dürfen oder etwas nicht verdient haben,
etwas nicht wert sind. Im Gegenteil, Sie sind alles
wert!

Nein sagen

Im vorherigen Kapitel schon angesprochen haben Sie auch das Recht, NEIN zu sagen. Lassen Sie sich von niemand ausnutzen. Gestehen Sie sich auch Zeit für sich selbst zu, sollten Sie sich aufopfernd anderen gegenüber verhalten. Helfen ist gut, gutmütig und herzlich sein auch, Hilfsbereitschaft ist eine tolle Eigenschaft. Aber es gibt Grenzen. Zum einen, wenn alles etwas einseitig ist, es Ihnen selbst nicht gut geht oder Sie nur ausgenutzt werden.

Lernen Sie NEIN zu sagen. Vielen Menschen fällt es sehr schwer, dieses Wort überhaupt auszusprechen. Können Sie dies? Rufen Sie einmal laut NEIN in den Raum. Klappt das? Wenn nicht, verzagen Sie nicht. Das können Sie üben.

Wenn Sie Freunde oder Bekannte zum üben haben, stellen Sie sich einige Meter gegenüber. Laufen Sie abwechselnd aufeinander zu und rufen Sie laut NEIN dem anderen ins Gesicht. Hört sich einfach an, ist es jedoch für viele nicht. Sie können die Übung in vielen Variationen und auch alleine üben. Sie können einen Zettel an der Wand mit NEIN berufen, Sie können etwas auf den Boden werfen und dabei NEIN rufen.

Nicht vermeiden

Ebenso wichtig ist es, die Situationen nicht zu vermeiden in denen das Angstgefühl aufkommen könnte. Denn durch die Vermeidung erreichen Sie nicht angstfrei leben zu können, sondern wie Sie Ihr Leben so umkrempeln um sich der Angst zu beugen. Sie vermeiden vielleicht die möglichen Auslöser der Angst, aber nicht die Ursachen. Darauf kommt es bei der Bewältigung jedoch an. Sie haben sich die Angst angewöhnt. Lernen Sie, sie sich wieder abzugewöhnen.

Wenn Sie in den Angst-Situationen zu Atemstörungen und Hyperventilation neigen, ist es empfehlenswert, den Umgang mit diesen Symptomen während einer Hyperventilation zu trainieren.

Sollten Sie in Angstsituationen Ihr Umfeld nicht mehr richtig wahrnehmen, sollten Sie die 5-Punkte-Regel üben. Zu beiden Übungen kommen wir gleich.

Rollenspiel

Wenn Sie jemanden zum Üben haben, versuchen Sie ein Rollenspiel. Ihr Gegenüber soll Ihre Angst spielen, Sie bleiben Sie selbst. Reden Sie mit der

Angst. Fragen Sie die Angst warum sie immer präsent ist. Ihr Gegenüber sollte im Zuge des Rollenspiels keine Rücksicht auf Sie nehmen und sich als penetrante Angst verhalten, die um alles in der Welt an Sie geklammert bleiben möchte.

Sie werden in dieser Art der Konfrontation möglicherweise körperliche Symptome, ähnlich wie in einer Angstsituation, empfinden. Vielleicht werden Sie merken, wie schwach und argumentationslos Sie gegenüber Ihrer Angst sind und deswegen kapitulieren und sich ihr unterwerfen. Es ist möglich mit so einer Übung schon den ersten „Aha" Effekt zu erhalten.

Bereits nach wenigen Übungen dieser Art können Sie lernen, besser mit Ihrer Angst umzugehen. Es hilft Ihnen möglicherweise schon, dass die Angst in dem Moment ein Gesicht für Sie hat, nicht mehr nur das unsichtbare Grauen ist. Sondern etwas Lebendiges, mit dem Sie sprechen können.

<u>**Beobachten & logisches Weiterdenken**</u>

Es kann Ihnen helfen zu beobachten, in welchen Situationen die Angst aufkommt. Da dieses Gefühl von einer Verknüpfung in Ihrem Gehirn mit etwas verbunden ist, kann es hilfreich sein zu wissen, wer oder was die Gefühle bei Ihnen auslöst. Versuchen Sie die Situationen zu analysieren.

Was sehen Sie? Was fühlen Sie? Was denken Sie in dem Moment, kurz vorher, hinterher? Welche Symptome treten auf? Versuchen Sie sich eine Übersichtsliste zu gestalten, die Sie in einem ruhigen, angstfreien Moment optimieren. So können Sie möglicherweise, auch in Zusammenarbeit mit einem Therapeuten, Ähnlichkeiten herausfinden und dem Angstauslöser auf die Schliche kommen.

Wenn Sie es schaffen, versuchen Sie in der Angstsituation den Weg im Kopf weiterzugehen. Was könnte schlimmstenfalls passieren? Was möchten Sie erreichen? Wichtig wäre, dass Sie versuchen sich in einer Angstsituation, am besten schon bevor die Angst unerträglich wird, zu entspannen und ein wenig zu beruhigen. Es gibt beispielsweise das Autogene Training oder die progressive Muskelentspannung, die Sie erlernen sollten. Damit können Sie viel erreichen. Falls Sie das noch nicht beherrschen oder kennen, versuchen Sie sich selbst zu programmieren in dem Sie sich sagen, dass nichts Schlimmes passieren wird. Denken Sie an etwas Schönes. Das ist immer leicht gesagt, werden Sie denken. Aber die Gewohnheit wird Ihnen dabei helfen. Denken Sie darüber nach wie Sie sich die Zähne putzen oder sich waschen? Nein, denn das geht ganz automatisch. Sogar das Autofahren, was anfangs sehr kompliziert erschien, geht mit der Zeit immer leichter und leichter. Alles ist lernbar. Überfordern Sie sich nur nicht, haben Sie Geduld mit sich selbst. Versuchen Sie verschiedene Wege, wenn Sie merken, dass der eine Sie nicht weiterbringt. Geben Sie sich selbst nicht auf.

Loben Sie sich für jeden kleinen Erfolg, auch wenn er noch so gering erscheint. Belohnen Sie sich mit Etwas, das Ihnen Freude bereitet.

Wenn Sie den Weg der Konfrontation gewählt haben, statt der Vermeidung, fangen Sie nicht mit dem Schwersten an. Eins nach dem anderen. Geben Sie sich die Zeit, einen Schritt nach dem anderen zu machen. Etwas was sich ein Mensch in teilweise jahrelanger Arbeit angewöhnt und antrainiert hat, kann er nicht von heute auf morgen wieder abtrainieren. Wenn Sie seit Monaten unter Verspannungen leiden, gehen diese auch nicht durch eine einzige Massage wieder weg. Die Muskeln haben sich schon daran gewöhnt, in der verkrampften Stellung zu verharren. Machen Sie sich bevor Sie in eine angsthervorrufende Situation gehen bewusst, dass Sie gleich Ihre Symptome spüren werden. Stellen Sie sich dennoch der Situation, mit einer Kraft, die immer stärker werden wird.

<u>Hyperventilation trainieren</u>

Die ungewollte Hyperventilation können Sie nicht einfach abstellen, doch durch beabsichtigtes hyperventilieren können Sie körperliche Symptome hervorrufen. Trainieren Sie, mit diesen Symptomen umzugehen, und diese in Angstsituationen zu vermindern oder gar keine Angst mehr aufkommen zu lassen, da die Symptome ausbleiben. Üben Sie, wie Sie in solchen Situationen reagieren können, um sich zu helfen. So können Sie sich selbst in einer panikhaltigen Angstsituation beruhigen und Ihre Symptome lindern. Dies geht durch einfache Atemübungen, nachdem Sie gewollt eine Hyperventilation herbeigeführt haben.

Sie sollten diese Übung **keinesfalls** alleine durchführen. Trainieren Sie mit Ihrem Therapeuten oder nehmen Sie sich einen Freund / eine Freundin, Verwandte oder Bekannte zur Hilfe. Schreiben Sie sich eine Tabelle mit den verschiedenen Symptomen in die erste Spalte.

<u>Zum Beispiel:</u>

- Herzrasen

- Schwindelgefühl

- Kopfschmerzen

- Mundtrockenheit

  Etc.

Über die zweite Spalte schreiben Sie *30 Sekunden*, über die dritte Spalte *45 Sekunden*, über die vierte *1 Minute*, usw.

Beginnen Sie wenn möglich gleich im Sitzen. Sollten Sie zu große Angst davor haben, starten das erste Mal im Liegen.

Atmen Sie nun schnell in kurzen Stößen so viel, so schnell und so kräftig Luft aus wie Sie können. Die Atemzüge sollten einem Hecheln gleichen, ca. 4 Mal je Sekunde. So provozieren Sie mit Absicht eine Hyperventilation. Schnell werden Sie anfangen Symptome wahrzunehmen. Lassen Sie sich jedoch nicht entmutigen und machen Sie weiter bis die 30 Sekunden geschafft sind. Hier kann Ihnen die zweite Person zum einen die Sicherheit geben, dass Ihnen nichts passiert, sollten Sie doch Ihr Bewusstsein verlieren. Zum anderen kann sie Ihnen Bescheid geben, wenn die

Zeit abgelaufen ist. So müssen Sie sich keinen Wecker stellen.

Wenn die Zeit abgelaufen ist, spüren Sie bewusst nach, welche Symptome Sie nun wahrnehmen. Merken Sie sich diese. Dann beginnen Sie mit Ihrer eigentlichen Übung.

Atmen Sie tief durch die Nase ein und langsam durch die Lippen aus. Halten Sie dabei die Lippen soweit geschlossen wie möglich, so dass nur ein ganz kleines Luftloch bleibt, ähnlich als wen Sie eine Kerze auspusten würden. Versuchen Sie so viel Luft, und diese so langsam wie möglich hinauszulassen. Mind. 3 – 5 Mal so lange, wie Sie eingeatmet haben. Das ist allerdings nur ein Leitfaden, versteifen Sie sich jedoch nicht auf die Zeitangabe 3 – 5 Mal so lange. Atmen Sie einfach so lange wie es Ihnen möglich ist aus, länger als Sie eingeatmet haben. Sie sollten merken, dass sich Ihre Symptome vermindern.

Wenn Sie nun wieder auf dem normalen Level sind, sollten Sie in Ihrer Liste ankreuzen, welche Symptome Sie verspürt haben.

Wenn Sie sich unsicher sind, atmen Sie beim nächsten Mal wieder 30 Sekunden, bevor Sie es mit 45 Sekunden versuchen. Denken Sie jedoch immer daran: Versuchen Sie, die nächsthöhere Zeit zu erreichen, erzwingen Sie jedoch nichts.

Das heißt auch, sollten Sie merken, dass es gar nicht geht, hören Sie natürlich vor der Zeit auf. Machen Sie jedoch dennoch die Übung mit dem länger ausatmen, und tragen Sie danach Ihre Symptome in der Liste ein, wie eben beschrieben. Gerne können Sie sich einen Vermerk bezüglich der verkürzten Zeit machen. So können Sie Ihren Erfolg feststellen, wenn Sie beim nächsten Mal länger aushalten.

Sie werden mit den Versuchen merken, dass sich zum einen Ihre Symptome mit der Zeit reduzieren, Sie länger aushalten zu hecheln, und Sie es immer schneller schaffen mit Ihrer Ausatemtechnik Ihren Normalzustand zu erreichen.

Wenn Sie es absolut nicht schaffen das geplante Zeitpensum einzuhalten, dann brechen Sie ab, versuchen es aber baldmöglichst wieder. Bemühen Sie sich, beim nächsten Versuch Ihre vorgenommene Zeit zu erreichen. Notieren Sie sich, warum Sie abgebrochen haben, oder welche Empfindungen dazu geführt haben, dass Sie abgebrochen haben. Nehmen Sie sich fest vor, beim nächsten Mal länger zu atmen und die vorgenommene Zeit zu erreichen.

Sollten Sie nun einmal wieder in einer Angst oder Paniksituation stecken, in der Sie sonst hyperventilieren, haben Sie nun die Möglichkeit durch Ihre einfache Atemübung zügig zu einem Normalzustand zu gelangen, und so Ihre Angst zu lindern. Sobald Sie merken, Sie hyperventilieren, oder haben die bekannten Symptome, beginnen Sie mit der langsamen Ausatmung.

Diese Ausatemübung können Sie auch in der Öffentlichkeit machen, ohne dass es Andere bemerken. Sicher werden Sie nicht immer daran denken, aber auch hier heißt es *„Übung macht den Meister"*.

Üben Sie so oft es geht, und Sie werden die Atemübung automatisieren. Das heißt, in einer Situation in der die Symptome auftreten, wissen Sie irgendwann automatisch, dass Sie die Ausatemübung machen sollen. Sie werden dies tun und somit die Symptome verringern.

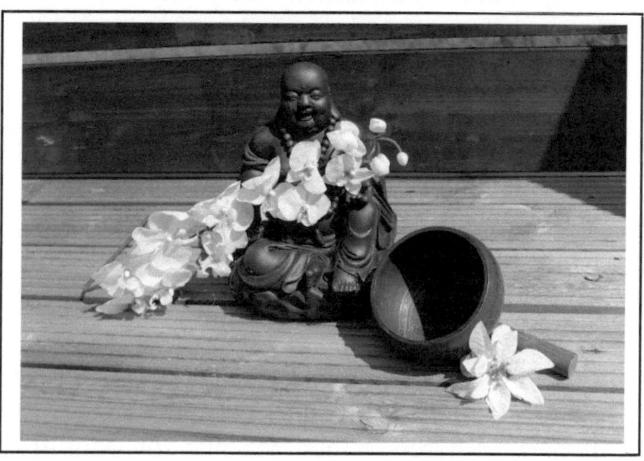

5-Punkte Regel

Viele Menschen in Angstsituationen verlieren den Blick für die Realität. Möglicherweise starren sie einfach vor sich hin, wissen vielleicht sogar für einen Moment nicht wo sie sind. Wissen nicht wer sie sind, verfallen komplett in Panik und schaffen es nicht, sich zu beruhigen. Sie haben das Gefühl, den Boden unter den Füßen zu verlieren und Angst, dass sie nun völlig den Blick für die Realität verloren haben. Für solch einen Fall ist es sinnvoll die 5-Punkte Regel zu üben.

Bei dieser Übung geht es um 5 Punkte, die Sie sich in den Situationen abfragen sollten, um aus Ihrem Panik-Karussell auszubrechen. Sollten Sie aktuell nicht in einer Angstsituation sein, stellen Sie sich eine vor.

Punkt 1: Was fühle ich

Checken Sie Ihre Körperempfindungen (zum Beispiel: Was schmerzt? Fange ich an zu schwitzen? Habe ich einen Kloß im Hals?)

Punkt 2: Wie kann ich meine Umgebung beschreiben

Checken Sie Ihre Umgebung genau und ausführlich, achten Sie auch auf Kleinigkeiten und benennen Sie diese (z. B. Was sehe ich?

Welche Farben haben die Dinge? Welche Form haben sie?)

Punkt 3: Wie atme ich

Checken Sie Ihre Atmung. Atmen Sie zu schnell oder halten Sie sogar die Luft an? Versuchen Sie tief in den Bauch hinein zu atmen und atmen Sie langsam mit fast geschlossenen Lippen durch den Mund wieder aus, länger als Sie eingeatmet haben. Atmen Sie so mehrere Male ein und aus.

Punkt 4: Was hat sich verändert

Checken Sie Ihre Körperempfindungen und Ihre Umgebung. Hat sich etwas verändert, wenn ja wie nehme ich meine Umgebung war? Was ist noch wie vorher? Was hat sich verändert?

Punkt 5: Bewegen Sie sich

Sie sollten sich auf jeden Fall nach dieser Übung bewegen. Heben Sie die Arme nach oben und senken Sie wieder. Machen Sie ein paar leichte Kniebeugen, hüpfen Sie ein wenig oder laufen Sie einfach auf der Stelle und schütteln Sie dabei Arme und Beine aus.

Üben Sie diese Regeln am Anfang in einem Nicht-Angst-Zustand, wie die Atemübung bei der Hyperventilation, um eine Routine zu erlangen.

Üben Sie so oft es geht, damit Sie den Vorgang in einer Angstsituation schnell abrufen können.

Arbeiten Sie nun Punkt für Punkt durch. Versuchen Sie diese Übung zur Routine werden zu lassen. Üben Sie am besten täglich in verschiedenen Situationen und zu verschieden Uhrzeiten. So prägen Sie sich den Ablauf gut ein, und es sollte kein Problem darstellen, in einer Angstsituation Punkt für Punkt abzuarbeiten. Auch das können Sie in der Öffentlichkeit für sich machen, ohne dass es jemand mitbekommt. Sicher wird es Ihnen am Anfang nicht immer gelingen in Angstsituationen alle Punkte abzuarbeiten. Aber mit genug Übung sollten Sie das bald hinbekommen. Und jeder Punkt kann Ihnen schon eine Hilfe sein.

Bitte bedenken Sie, selbst wenn Sie in einer Angstsituation nicht alle Punkte abarbeiten, alleine daran zu denken und einige davon zu erledigen, ist schon viel geschafft. Sie verfallen nicht kampflos der Angst, sondern arbeiten dagegen an. Das ist sehr gut. Machen Sie sich das bewusst. Sollten Sie in einer Angstsituation auch einmal nicht daran denken, so ist das auch nicht schlimm. Sehen Sie dies nicht als Rückschlag, sondern einfach als Herausforderung, beim nächsten Mal anders zu reagieren. Setzen Sie sich nicht unter Druck, wenn es nicht gleich so klappt, wie Sie es sich vorstellen. Sie werden sehen, dass Sie Erfolg haben werden.

Bitte loben Sie sich auch für kleine Erfolge, für noch so kleine Hürden welche Sie gemeistert haben. Das bietet Ihnen die Motivation, weiter zu üben, weiter zu machen. So können Sie Ihre Angst verringern. Und wenn es zwischendurch mal nicht klappt, verzagen Sie nicht, das nächste Mal wird es wieder anders sein. Es ist wie beim Sport, nicht immer ist der Körper in Topform. Das eine Mal kann er 30 Minuten ohne Probleme durchlaufen, das andere Mal macht er nach 12 Minuten schon schlapp und der Mensch weiß nicht warum. Ein Mensch ist nicht jeden Tag gleich gut oder schlecht drauf, daher kann es auch einmal nicht so gut klappen. Bitte gönnen Sie sich auch einmal einen Misserfolg, denn auch daraus können Sie lernen.

Erzwingen Sie jedoch nichts. Wenn Sie abbrechen möchten, dann brechen Sie ab, versuchen es aber baldmöglichst wieder. Versuchen Sie, beim nächsten Versuch weiter zu kommen. Notieren Sie sich, warum Sie abgebrochen haben, welche Empfindungen dazu geführt haben, dass Sie abgebrochen haben, und an welchem Punkt Sie abgebrochen haben. Überlegen Sie sich, was Sie beim nächsten Mal anders machen können.

Sport und Bewegung

Es ist erwiesen, dass durch Sport und Bewegung Glücksgefühle im Körper ausgeschüttet werden. Natürlich ist es schwer, mit Ängsten und Depressionen sich aufzuraffen um Sport zu machen. Aber es gibt so viele Möglichkeiten. Wenn Sie noch nicht unter Leute, beispielsweise in kein Fitnessstudio können, haben Sie die Möglichkeit im Ort oder im Wald in der Nähe joggen oder walken zu gehen.

Sie können gar nicht aus dem Haus? Es gibt Bücher, DVDs und das Internet. Hier können Sie sich verschiedenste Sportarten für zuhause besorgen und daheim in Ihren sicheren vier Wänden trainieren. Am besten jeden Tag eine halbe Stunde.

Yoga bietet sich sehr gut an. Hier wird viel auf die Atmung geachtet und anstelle von beispielsweise Hochleistungssport wird durch die Dehnübungen auch noch eine Entspannung Ihres Körper und Geistes bewirkt.

Wichtig ist, dass Sie sich wenn möglich täglich mindestens eine halbe Stunde bewegen. Und wenn es nur ein Spaziergang ist, sollten Sie sich für nichts Spezifisches begeistern können.

Tiere als Hilfe

Auch Tiere können bei der Genesung helfen. Ein süßes Kätzlein oder ein Hund sind treue Kameraden. Auch Kleintiere können das Gemüt erheitern.

Jedoch ist die Tierhaltung auch eine verantwortungsvolle Aufgabe. Beachten Sie bitte, wenn Sie sich ein Tier anschaffen möchten, dass Sie sich auch darum kümmern müssen. Machen Sie dies nur, wenn Sie ausreichend Zeit und Kraft dazu haben. Sonst ist es zum Leid der Tiere, und der Nachbarn.

Sie können durch Tierhaltung zwar lernen, Verantwortung zu übernehmen, was Ihnen auch helfen kann, doch Sie müssen sich nicht zwangsweise ein Tier zulegen. Verwandte oder Freunde haben sicher Haustiere, mit denen Sie bestimmt einmal spielen dürfen. Oder besuchen Sie ein Tierheim. Hier gibt es viele hilflose, einsame Herzen, die sich über Besuche und eventuell sogar ehrenamtliche Arbeit freuen.

Doch allein der Kontakt zu den wirklich ehrlichen und treuen Lebewesen kann Ihnen ein Stück weit gutes Gefühl und ernstgemeinte Zuneigung vermitteln.

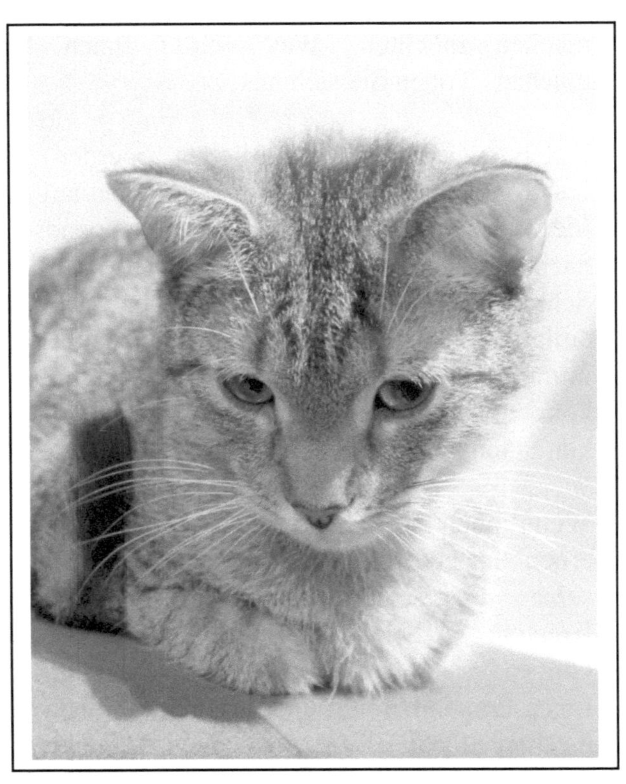

Kreativität

Leben Sie Ihre persönliche Kreativität aus, egal ob Sie ein Bild malen, etwas basteln oder Musik machen möchten. Was würde Ihnen Spaß machen? Toben Sie sich aus.

Durch das kreative Arbeiten werden Ihre Gehirnzellen aktiviert, und Sie kommen auf neue Ideen. Anfangs vielleicht etwas schleppend, aber nach und nach werden Ihnen weitere tolle Bilder, Schmuckideen, Kleiderideen oder Melodien einfallen. Dies wiederrum führt dazu, dass Sie immer besser und lösungsorientierter denken können und mehr Ideen in Bezug auf Ihre zu klärenden Anliegen bekommen.

Wenn Ihnen hier Ideen fehlen, verweise ich gerne erneut auf ein Positiv-Aktiv Buch, welches durch seine unterschiedlichen Aufgaben diverse Kreative Arbeiten verlangt. Möglicherweise können Sie hierdurch etwas entdecken, dass Ihnen Freude bereitet und dass Sie künftig weiter machen möchten. *Am Ende dieses Buches habe ich Ihnen eine Empfehlung für ein solches Positiv-Aktiv Buch eingefügt.*

<u>**Wohnung**</u>

Räumen Sie doch einmal wieder Ihre Wohnung oder Ihr Haus komplett auf. Misten Sie alles aus, was Sie nicht mehr benötigen. Oft spiegelt das Durcheinander in einer Wohnung, einem Haus, einer Garage oder einem Keller das Innere des Besitzers, oder Bewohner, wieder. Haben Sie eine sehr ordentliche Wohnung, sind Sie wahrscheinlich auch ein sehr genauer und ordentlicher Mensch.

Trotz allem haben viele Menschen, besonders die, die unter Ängsten leiden, irgendwo Ihre *„Schmuddelecken"*, beispielsweise der Keller, ein bestimmter Schrank, ein bestimmtes Regal, der Speicher, oder irgendein anderer Platz.

So wie beispielsweise der Keller Ihre Vergangenheit symbolisieren kann, kann der Flur widerspiegeln wie offen Sie den anderen Menschen gegenüber sind. Ihr Zuhause kann oft schon ein klein wenig über ihren Gemützustand verraten. Daher sollten Sie gerade wenn Sie unter Ängsten und Depressionen leiden, alles komplett ausmisten.

Sie werden merken, dass mit jedem Stück, dass Sie ausgemistet haben, mit jedem Zimmer, dass Sie in Ordnung gebracht haben, es Ihnen ein Stück bessergehen wird. Befreien Sie sich von unnötigem Ballast, das wird sich auch auf Sie selbst übertagen. Zugleich sind Sie mit dieser Aufgabe beschäftigt, was Ihnen wieder neue kreative Ideen bringen kann. Das Kreative trägt Ihrer Genesung positiv bei, dies haben wir bereits schon in dem letzten Kapitel gelernt.

Setzen Sie sich hier aber nicht unter Druck. Machen Sie sich beispielsweise einen Plan an den Sie sich jedoch versuchen zu halten. Sie nehmen sich beispielsweise jeden Tag eine halbe Stunde oder eine ganze Stunde Zeit, in der Sie etwas ausmisten möchten. Sie können auch sagen, Sie beginnen im Keller und arbeiten sich nach oben durch. Oder genau umgekehrt, Sie beginnen oben und arbeiten sich nach unten durch. Das bleibt komplett Ihnen überlassen. Doch Sie werden merken, selbst wenn der innere Schweinehund noch so groß ist, wenn Sie erst einmal begonnen haben, geht es Ihnen Stück für Stück besser. Es kann nach einer kurzen Zeit sogar Spaß machen, und Sie werden sich viel befreiter fühlen.

Natürlich heißt es jetzt nicht, dass Sie umgehend alles was Sie besitzen komplett entsorgen müssen. Einige Erinnerungsstücke sollten Sie schon behalten. Wählen Sie aus, was Ihnen besonders am Herzen liegt. Machen Sie sich hierfür zum Beispiel einen Karton fertig, den Sie entsprechend beschriften und dort alle wichtigen Erinnerungen hineinpacken. Die Dinge die Sie entsorgen möchten, müssen Sie nicht zwingend wegwerfen. Wenn Ihnen dieser Gegenstand zu schade zum Entsorgen ist, verschenken Sie die Sachen doch an Freunde, Bekannte, Nachbarn oder Arbeitskollegen. Sicher fällt Ihnen hier jemand ein, der Interesse an den Dingen haben könnte. So können Sie sich erleichtern und zeitgleich noch jemanden eine Freude machen. Alternativ können Sie diese Dinge auch Institutionen, Schulen oder Tierheim spenden, die dies benutzen, um an Geld für Ihren Unterhalt zu kommen. Oder gehen Sie selbst auf einen Flohmarkt, und versuchen Sie, Ihr Gerümpel zu Geld zu machen. So kommen Sie ein bisschen raus, sind an der Luft, kommen in Kontakt mit Menschen, haben neue Erfahrungen am Ende des Tages und vielleicht sogar einiges an Gerümpel weniger und etwas mehr Geld im Geldbeutel.

Möglicherweise bekommen Sie durch diese Aufräumaktion auf ganz tolle Ideen, Ihre Wohnung oder ihr Haus umzugestalten. Vielleicht verschieben Sie einige Möbel, oder dekorieren Sie Ihre Wohnung, Ihr Haus komplett um. Oder Sie finden ganz tolle Sachen, die Sie lange vermisst haben. Vielleicht fällt Ihnen sogar auf, dass Sie die ein oder andere Wand in einer anderen Farbe streichen könnten. Die Kreativität erwacht.

Also weg mit dem Gerümpel, fangen Sie an, und los geht´s.

Feng Shui

Passend zu eben genannten Kapitel der Wohnungsentrümpelung und eine eventuelle Umgestaltung könnten Sie sich auch gerne mit dem Thema Feng Shui befassen.

Feng Shui ist eine Technik, bei der durch gezielt gestaltete Wohnräume die Harmonisierung des Menschen gefördert werden soll. Das bekannte Chi soll zum Fließen gebracht werden. Dies bedeutet, dass alles sich im Einklang befindet, was sich wiederrum auf den Gemütszustand des Menschen überträgt.

Natürlich sollte das entsprechende Umstellen und Ausrichten Ihrer Einrichtung (nicht nur Möbel, sondern auch Bilder etc.) auch Ihnen selbst zu sagen. Schließlich sollen Sie sich zu Hause wohl fühlen. Hierzu müssen Sie keine teuren Seminare buchen. Es gibt einige Bücher über Feng Shui, oder Sie informieren sich über das Internet.

Angsttagebuch:

Haben Sie sich schon einmal Notizen über Ihre Angst gemacht? Versuchen Sie es mit einem Angsttagebuch. Tragen Sie ein, wann Sie Angst hatten, was Sie dabei empfunden haben, welche Symptome Sie hatten, wie lange die Angst andauerte und wie Sie reagiert haben. Zum Beispiel: Sind Sie aus der Situation geflüchtet oder haben Sie ausgehalten? Haben Sie sich jemanden anvertraut oder waren Sie alleine?

Überlegen Sie, welche Gedanken und Erwartungen Sie hierbei hatten. Haben Sie eine Idee was die Angst ausgelöst haben könnte? Möglicherweise können Sie nach einigen Aufzeichnungen Parallelen erkennen oder eine Struktur wahrnehmen. Das kann Ihnen wieder ein Stück weiterhelfen.

Musik und Tanz

„Musik und Tanz ist Balsam für die Seele.“ An diesem Satz ist etwas Wahres dran. Musik kann Ihrem Gemüt zu guter Laune verhelfen und Sie bei allen möglichen Situationen und Gemütszustände unterstützen. Sie unterstreicht und ist sehr emotional. Wenn Sie dazu auch noch tanzen, haben Sie nicht und nur die Emotionalität

der Musik, sondern zugleich auch noch die Bewegung, und den Ausdruck Ihrer selbst.

Haben Sie nicht auch schon einmal einfach so in Ihrer Wohnung ohne Zuschauer auf die Musik getanzt, oder mit dem Fuß zu einem Takt mit gewippt? Es gibt nicht umsonst Bewegungs-, Tanz- und Musiktherapien. In den meisten Therapien wird mit Musikinstrumenten, wie beispielsweise Trommeln, gearbeitet. Dies befreit und hilft dem Betroffenen, seine Emotionen raus zulassen. Meist ist es anfangs so, dass der Betroffene sich noch unwohl dabei fühlt, sich auf die Musik einzulassen, oder gar zu tanzen. Doch mit der Zeit, wenn er dies immer wieder versucht, wird es ihm immer besser dabei gehen.

Versuchen Sie es. Nehmen Sie sich eine schöne Musik, es ist völlig egal welche und schließen Sie die Augen. Sie haben keine Zuschauer, Sie brauchen keine Angst haben, dass Sie jemand beobachtet. Machen Sie es ganz alleine für sich.

Nachdem sie die Augen geschlossen haben, versuchen Sie sich in die Musik hinein zu fühlen, einfach mit der Musik mitschwingen. Fangen Sie an sich langsam zu bewegen, auch wenn Sie anfangs nur sich hin und her schunkeln, mit den Armen um den Körper wedeln oder schlenkern, einfach nur mit dem Bein hüpfen, beugen, wippen. Völlig egal was, all das, was Sie fühlen und machen möchten. Sie können die kuriosesten Gestalten annehmen, Sie können einen Baum spielen der sich langsam aus der Erde heraus kämpft und dann im Wind weht. Sie können sich winden, sich vorstellen Sie wie der Wind durch die Äste weht, Sie können so tun, als wären Sie ein Eiskunstläufer und Pirouetten drehen, oder sich bewegen wie beim Ballett. Sie können auch einfach den Kopf hin und her schütteln, es ist völlig egal, nur bitte nicht zu kräftig, Sie sollen sich schließlich nicht verletzten. Hauptsache ist, Sie fühlen mit der Musik und bewegen sich dazu.

Sie werden merken, wie befreiend sich das anfühlt. Schütteln Sie gerne während der Musik alle Anspannung von sich. Dies können Sie so oft machen wie Sie möchten.

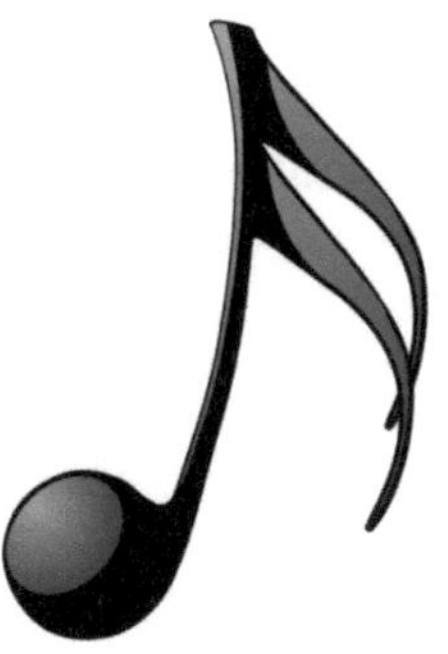

Lachen

„Lachen ist gesund.“ Das ist nicht nur einfach so ein Spruch, sondern die Wahrheit. Auch lachen kann Ihnen dabei helfen, Ihre Angst in den Griff zu bekommen. Lachen reduziert die Angst, wenn Sie in einer unschönen Situation sind. Natürlich ist es schwierig in einer unangenehmen Situation zu lachen. Doch bitte nutzen Sie wenn möglich jede Gelegenheit. Wenn Sie einmal begonnen haben zu kichern oder leicht zu lachen, auch wenn es nur gespielt ist, kann es schnell passieren, dass es in ein richtiges herzhaftes Lachen übergeht. Natürlich sollten Sie sich zu nichts zwingen, doch beim Lachen machen Sie definitiv nichts falsch.

Schauen Sie keine traurigen Filme oder hören traurige Musik. Im Gegenteil, schauen Sie lieber Komödien, die zum Lachen sind. Selbst ein Schmunzeln ist schon ein beginnendes Lachen oder kann zu einem solchen werden. Wenn Sie Internet zur Verfügung haben, können Sie dort auch nach lustigen Bildern oder lustigen Videos suchen. Auch dies kann zur Aufmunterung dienen und so zu einem Lächeln, einem Schmunzeln oder sogar einem Lachen wachsen.

Umso öfter Sie lachen, umso leichter wird es Ihnen mit der Zeit fallen wirklich herzhaft zu lachen. Abgesehen davon macht ein Lachen oder ein Lächeln einen Menschen sehr sympathisch. Wenn andere Menschen Sie lachen oder lächeln sehen, werden Sie viel öfter auch ein Lachen oder ein Lächeln zurückerhalten. Dies wiederum macht auf Sie einen positiven Eindruck beziehungsweise wirkt positiv auf Ihr Gemüt. Selbst wenn Ihnen etwas Unangenehmes passiert, etwas das Ihnen peinlich ist. Beispielsweise wenn Sie sich normalerweise schämen, sich verstecken oder rot anlaufen würden. Versuchen Sie dies mit einem Lächeln, einem Schmunzeln oder einem Lachen zu bewältigen. Das macht Sie sympathisch und es tut Ihnen gut und es gehört zu Ihrer Übung. Umso öfter Sie lachen, umso mehr werden Sie automatisch lachen und das tut Ihrem Körper, Ihrem Geist und Ihrer Seele sehr gut.

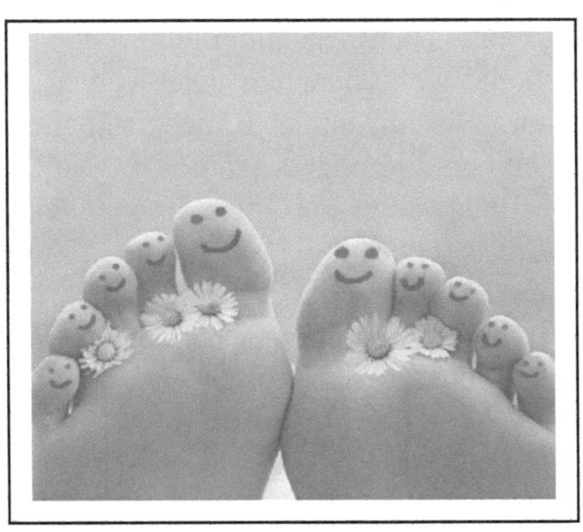

Entspannungskurzübungen

Generell wird durch bewusstes Entspannen das autonome Nervensystem unterstützt. Dies wiederum hilft bei der Linderung Ihrer Beschwerden. Jede Art von Entspannung ist super, Sie können frei wählen was Ihnen guttut. Vielleicht finden Sie in den folgenden Seiten ein paar Ideen, die Sie erfolgreich umsetzen können. Hier ein paar kleine Entspannungsübungen für den Alltag:

Kuschlige Stimmung

Es kann schon reichen, sofern sie eine Badewanne haben, ein warmes Bad zu nehmen. Legen Sie sich dazu angenehme, entspannende Musik auf. Dämmen Sie das Licht, vielleicht zünden Sie sich sogar ein paar Kerzen an, oder Räuchern Sie mit einem Räucherstäbchen. Noch einen heißen Tee oder Kakao dazu? Möchten Sie in der Badewanne ein Buch lesen oder einfach nur etwas dösen? Das kann schon sehr entspannend sein. Dies alles geht natürlich auch ohne Badewanne, mit einer bequemen Couch und einer Kuscheldecke.

Negatives abschütteln

Packen Sie negative Gedanken bildlich in Ballons und Sie diese weit, weit wegfliegen. Oder (wenn es Ihnen in der Alltagssituation möglich ist) abschütteln, in dem Sie hüpfen und sich bewegen. Strecken Sie die Arme, lassen Sie sie fallen. Hüpfen Sie von einem Bein auf das andere oder mit beiden zeitgleich. Schwingen Sie die Arme, drehen Sie sich nach links und rechts und stellen Sie sich dabei vor, wie die negativen Gedanken dabei abgeschüttelt werden.

Schreien

Lassen Sie Ihren Ärger heraus. Egal über was oder wen Sie sich ärgern, es tut Ihnen sicher gut, mitten im Wald, im Auto oder auf dem Feld alles hinausschreien, vor sich hin zu schimpfen, einfach alles heraus zulassen.

Bedanken Sie sich später bei den Bäumen, dass sie Ihrem Ärger Luft machen durften, sie Ihren Ärger aufgefangen haben. Auch wenn es momentan für Sie merkwürdigt klingt, auch das gibt Ihnen ein gutes Gefühl.

Positives einatmen

Alternativ zum autogenen Training: Stellen Sie sich eine schöne Situation vor, schließen Sie Ihre Augen, am besten die Hände vor die Augen halten. Nun bitte schöne Erinnerungen, phantasievolle Hoffnungen, alles, was positive Gefühle mit sich bringt, tief in sich ein- und ausatmen, am Besten in den Bauch. Fühlen Sie nach, wie das Positive und Schöne in Sie eingeatmet wird.

Grimasse

Alternativ zur Progressiven Muskelentspannung: Verwandeln Sie Ihr Gesicht in eine Grimasse und lockern Sie diese nach ein paar Sekunden wieder. Machen Sie dies gerne auch hinter Ihren Händen versteckt, wenn Sie unter Leute sind. Vielleicht müssen Sie sogar über sich selbst lachen.

Lächeln

Lächel-Übung sagt schon alles: Lächeln, lächeln, lächeln. Mit der Zeit kommt das im Gehirn auch an, und signalisiert Ihnen eine fröhliche Stimmung.

<u>**Mini-Übungen auf der Arbeit**</u>

<u>Augen</u>

Haben Sie einen Bildschirmarbeitsplatz? Dann schauen Sie ab und an in die Ferne, wenn möglich aus dem Fenster. Das entspannt die Augen und entsprechend auch Sie.

Reiben Sie Ihre Hände bis sie angenehm warm sind, und legen Sie diese nun sanft auf Ihre Augen. Verharren Sie nun einige Sekunden und gönnen Sie Ihren Augen eine kleine Pause.

Auch andere Augenübungen können zur Entspannung beitragen. Schauen Sie nach links, ohne den Kopf zu drehen, warten Sie einige Sekunden. Schauen Sie dann nach oben, ohne den Kopf zu drehen, warten Sie einige Sekunden. Schauen Sie dann nach rechts, ohne den Kopf zu drehen, warten Sie einige Sekunden. Schauen Sie dann nach unten, ohne den Kopf zu drehen. Dann schauen Sie nach vorne, schließen Sie kurz die Augen. Danach blinzeln sie ca. 10 x.

<u>Selbstmassagen</u>

Auch kleine Dehnübungen und Selbstmassagen können Ihnen helfen. Strecken und recken Sie sich zwischendurch, oder kneten Sie sich den Nacken.

Meist sind auch die Kaumuskeln verspannt, was auch zu Kopfschmerzen führen kann. Beißen Sie Ihre Zähe zusammen und fühlen Sie die Backenmuskeln. Lassen Sie nun wieder locker und massieren Sie diese Stelle.

Massieren Sie mit 2 Fingern die Nasenwurzel, in dem Sie diese zwischen die beiden Finger nehmen und mit leichten kreisenden Bewegungen und leichten Druck bearbeiten. Ebenso können Sie auch Ihre Schläfen leicht massieren.

Gähnen hilft den Kiefer zu entspannen, lassen Sie diesen also locker und gähnen Sie kräftig.

Schultern kreisen und den Nacken dehnen hilft Ihnen am Bildschirmarbeitsplatz Ihrer Spannung etwas entgegen zu wirken.

<u>Bewegung</u>

Sitzen Sie den ganzen Tag auf der Arbeit? Dann versuchen Sie mit verschiedenen Sitzpositionen etwas Abwechslung in Ihren Arbeitsalltag hineinzubringen. Wenn möglich, stellen Sie sich auch zwischendurch für einige Zeit hin. Stellen Sie gerne auch Dinge wie Papierkorb etc. etwas weiter weg, damit Sie zwischendurch aufstehen können / müssen und so etwas mehr Bewegung in Ihren Arbeitsalltag bringen.

Nutzen Sie Ihre Pause, wenn Sie zeitlich ausreicht, auch für ein paar Meter die Sie an der frischen Luft laufen.

Beim Sitzen sollten Sie stets die Position ändern, spätestens alle 2 Stunden. Sie können hierzu die Rückenlehne und die Armlehnen Ihres Stuhles mit einbeziehen. Auch kleine Sitzkissen, ähnlich wie ein Gymnastikball, können Ihnen eine Abwechslung bieten.

Alles was Ihrem Körper guttut kann zu Ihrem persönlichen Wohlbefinden und zu Ihrer Entspannung beitragen. Und dies wiederrum unterstützt Ihre Genesung!

Trinken

Ja, auch viel Trinken ist gesund, das wissen Sie sicher bereits. 2-3 Liter sind schwer zu schaffen, aber versuchen Sie es. Viel Wasser zu trinken ist am besten für den Körper und unterstützt bei Ihrem täglichen Wohlbefinden.

Essen

Achten Sie auf gesundes und gutes Essen. Der Körper signalisiert Ihnen oft, welches Bedürfnis er gerade hat. Achten Sie darauf, ob er jedoch wirklich das Bedürfnis zum Beispiel auf ein grünes Gemüse hat, oder ob es lediglich Ihre Gelüste auf Chips sind, die Sie täuschen.

Erkundigen Sie sich über Essen, die Herkunft des Essens, Wirkstoffe und Vitamine. Achten Sie mehr auf das, was Sie in Ihren Körper hineinlassen. Es heißt nicht umsonst, *man ist was man isst.*

<u>Autogenes Training</u>

Dem Autogenen Training werde ich auch einen größeren Beitrag widmen, da dies eine ganz tolle Sache ist, und jederzeit von jedem ohne großen Aufwand erlernt werden kann. Wenn Sie dies beherrschen, können Sie sich selbst viel und oft helfen. Das Autogene Training, oft auch AT genannt, ist eine sehr bekannte und verbreitete Art, Entspannung zu erreichen.

Das besonders Gute am Autogenen Training ist, dass Sie, wenn Sie es richtig beherrschen, es jederzeit und überall durchführen können. Dies kann Ihnen besonders im Alltag eine große Hilfe sein. In den verschiedenen angebotenen Kursen, in Büchern und Berichten werden Sie die unterschiedlichsten Meinungen hören. Die einen empfehlen das Autogene Training nur im Sitzen, die anderen nur im Liegen. Die einen mit Musik, die anderen ohne Musik, wieder andere überlassen Ihnen die Wahl. Um wirklich in eine Entspannung zu gelangen, besonders am Anfang wenn sie noch ungeübt sind, empfehle ich Ihnen, sich das Umfeld so einzurichten, dass Sie es schaffen abzuschalten. Somit können Sie, besonders am Anfang, des Öfteren ein Erfolgserlebnis erreichen. Denn jedes Ihrer Erfolgserlebnisse und jede Entspannung kann zu Ihrer Genesung beitragen. Wenn es Ihr Wille ist, das Autogene Training richtig zu erlernen um es entsprechend überall einsetzen zu können, würde ich auf entspannende Musik verzichten. Denn unterwegs, wenn Sie in eine Stresssituation kommen und sich mit autogenem Training beruhigen wollen, haben Sie auch nicht die Möglichkeit die Entspannungsmusik an zu machen und die Rollos herunter zu lassen. Sie müssen dann Ihre Umgebung hinnehmen wie sie ist. Daher ist das wirkliche Erlernen und Üben auch im Sitzen sinnvoll, denn im Einkaufsladen würden Sie erst recht Aufmerksamkeit erregen, wenn Sie sich auf den Boden legen würden und eine Decke auspacken und sich einmummeln, um eine kurze Entspannungsübung durchzuführen. Und Aufmerksamkeit ist für die Meisten in einer Stress- oder Paniksituation eher kontraproduktiv.

Bei wirklich tiefsitzenden Psychischen Störungen und schweren Depressionen sollten Sie solche Übungen nicht alleine machen. Am besten wäre es gemeinsam mit Ihrem Therapeuten, oder in Kursen welche von Fachärzten oder Therapeuten durchgeführt werden. Denn bei allen Arten der Entspannung können auch unangenehme Dinge aus dem Unterbewusstsein hochkommen. Grundsätzlich ist Entspannung positiv, aber es sollte auf jede mögliche Eventualität hingewiesen werden.

Autogenes Training soll als eine Art Selbsthypnose dem Anwendenden eine Hilfe sein, sich selbst in einen Ruhe- bzw. Entspannungszustand zu versetzten, in dem er sich selbst Anweisungen gibt. Es ist faszinierend, was ein Mensch durch Gedanken erreichen kann, was wir auch noch in einem anderen Kapitel über das positive Denken lernen werden. Wenn Sie es schaffen, sich selbst in einen entspannten Zustand zu versetzen, ohne Hilfsmittel, ist das für Sie ein großer Schritt zur Selbsthilfe. Sie dürfen Autogenes Training auch gerne als Vorbeugung praktizieren, wenn es Ihnen gut geht, oder Sie eine gute Phase haben. Denn es hilft nicht nur bei Ängsten, Stress, Kopfschmerzen und vielem mehr, sondern hilft auch, solchem vorzubeugen.

Wenn Sie nun mit dem Autogenen Training beginnen, und sich dazu entschieden haben dies im Liegen zu üben, achten Sie bitte darauf etwas unter zu legen, falls Sie auf dem Boden liegen und sich ggfs. eine Decke dazu zu nehmen. Im entspannten Zustand fährt der Körper die Körpertemperatur etwas herunter, und Sie könnten möglicherweise etwas frieren. Das wiederrum ist unangenehm und wäre nicht sehr förderlich für Ihre Entspannung. Wenn Sie auf Grund von Rückenbeschwerden unangenehm liegen, nehmen Sie sich Kissen etc. zur Hilfe. Ihre Arme und Hände legen Sie neben den Körper locker auf dem Boden ab. Arme und Beine sollte nicht gekreuzt werden. Sollten Sie im Sitzen üben wollen, setzen Sie sich entweder direkt an die Lehne, nutzen Sie die Armlehnen, Arme und Beine nicht kreuzen und dennoch locker sitzen. Alternativ und am gängigsten können Sie auch im Kutschersitz sitzen. Hierzu sitzen Sie nicht ganz auf der Stuhlfläche, sondern nur ein kleiner Teil der Oberschenkel liegen auf, Beine leicht auseinander, die Unterarme stützen sich locker auf dem Oberschenkel ab, die Hände hängen locker nach unten. Den Kopf können sie locker nach vorne hängen lassen, so dass Sie aussehen wie ein Kutscher der ein Nickerchen macht. Dies ist auch eine gute Position, um im Alltag Autogenes Training durchzuführen. Wenn möglich, schließen Sie die Augen. Wenn nicht, fixieren Sie einen Punkt vor sich.

Insgesamt besteht das Autogene Training aus sieben Formeln. Eine davon ist die Ruheformel, mit der Sie auch beginnen. Ferner wird diese immer wieder während des Autogenen Trainings zwischen den anderen Formeln benutzt, ebenso am Ende. Von daher ist sie die wichtigste Formel. Ich stelle Ihnen nun alle Formeln vor und gebe Ihnen Beispiele zu diesen. Ich empfehle Ihnen, eine nach dem anderen zu üben. Wenn Sie denken, Sie beherrschen eine Formel, dann beim nächsten Mal diese bitte dennoch zu der Neuen mit dazu nehmen. Alle auf einmal wäre zu viel, besonders für Ungeübte.

Beginnen Sie, egal wie viele der Formeln Sie üben, IMMER mit der Ruheformel und beenden die Übung IMMER mit der Rückholung. Diese beiden werde ich Ihnen zuerst vorstellen. Auch während den einzelnen Formeln dürfen Sie bei Bedarf gerne die Ruheformel einbauen.

Die Ruheformel

Sagen Sie sich Ihre für Sie passende Ruheformel – beispielsweise „Ich bin ganz ruhig.", oder „Ganz ruhig.", oder „Ich bin ruhig."

Übrigens, dies gilt für alle Formeln: Nehmen Sie gerne anfangs eine längere Formel und verkürzen Sie diese im Laufe der Zeit, wenn Sie alles gut beherrschen. So können Sie irgendwann mit möglicherweise ganze wenig Worten schon sofort in eine Entspannung kommen.

Sagen oder denken Sie sich Ihren Satz. Visualisieren Sie sich ein Bild der Entspannung dazu. Einen Platz an dem Sie schon einmal entspannt waren. Einen Platz an dem Sie gerne wären und sich sicher entspannen könnten. Einen Platz aus Ihrer Fantasie, ganz gleich wie der Platz oder die Situation aussieht, solange Sie sich damit entspannt fühlen. Fühlen Sie richtig in diese Entspannung rein. Nach einiger Zeit sagen oder denken Sie sich den Satz wieder. Üben Sie dies zu Beginn einige Minuten.

Es kommen sicherlich Gedanken und Gefühle. Denken Sie sich hier „Gedanken kommen und gehen, sie gehören zu mir, sie dürfen sein." Gerne auch anders formuliert. Stellen Sie sich Ihre Gedanken als Luftballons oder Wolken vor, die vorüberziehen. Sie können später wieder über diese Gedanken nachdenken, aktuell üben Sie Ihre Entspannung an Ihrem Entspannungsort. Gerne mit Unterstützung der Ruheformel.

Rückholung

Wenn Sie aus der Übung wieder zurückkommen möchten, achten Sie darauf bewusst in die Realität zu kommen. Bewegen Sie erst Arme und Beine, strecken Sie sich bevor Sie langsam Ihre Augen öffnen.

Wenn Sie dies beherrschen, geht es beim nächsten Mal weiter mit der:

Schwereformel

Bei der Schwereformel werden die Muskeln entspannt. Hier sagen Sie sich „Rechter Arm ist ganz schwer." „Linker Arm ist ganz schwer."

Später, wenn Sie dies beherrschen, können Sie dies abkürzen mit „beide Arme sind schwer." Oder „beide Arme schwer." Weiter geht es mit den Beinen. „Rechtes Bein ist ganz schwer." „Linkes Bein ist ganz schwer." später wenn Sie es beherrschen können Sie dies abkürzen mit „Beide Beine schwer." Oder „Beide Beine schwer." Klappt das gut? Dann schaffen Sie es sicher bald auch mit „Beide Arme und Beine sind ganz schwer." – Später „Arme und Beine ganz schwer."

Wenn es Ihnen hilft, stellen Sie sich gerne bei der Übung vor, wie beispielsweise Ihre Arme und Beine an dem Boden festkleben, wie Sandsäcke Ihre Arme und Beine in den Boden ziehen, stellen Sie sich vor, wie schwere Gewichte an Ihnen hängen.

Achtung: Auf Ausdrucksweise achten. Nicht Beine <u>werden</u> schwer, sondern <u>sind</u> schwer. Nicht die Arme <u>werden</u> schwer, sondern sie <u>sind</u> schwer. Sie „befehlen" es sich, bzw. Ihrem Körper in dem Sinne, und lassen ihm nicht die Wahl. Es soll so sein wie Sie es wollen, und nicht vielleicht wird es so, vielleicht nicht. Dies gilt auch für die anderen Formeln.

Wenn Sie dies beherrschen, geht es beim nächsten Mal weiter mit der:

Wärmeformel

Bei der Wärmeformel werden die Gefäße durch Wärme gelockert. Hier sagen Sie sich „Rechter Arm ist ganz warm." „Linker Arm ist ganz warm." Später wenn Sie es beherrschen können Sie dies abkürzen mit „Beide Arme sind warm." Das Gleiche mit den Beinen. „Rechtes Bein ist ganz warm." „Linkes Bein ist ganz warm." Später wenn Sie es beherrschen können Sie dies abkürzen mit „Beide Beine warm." Klappt das gut? Dann schaffen Sie es sicher bald auch mit „Beide Arme und Beine sind ganz warm." – Später „Arme und Beine ganz warm."

Sie sehen, es ändert sich nicht viel von den Worten, aber Sie werden spüren, dass der Körper darauf hört.

Auch hier können Sie wenn es Ihnen hilft, sich bei der Übung vorstellen, wie beispielsweise die Sonne auf Sie scheint und Sie wärmt. Oder wie Sie vor dem Kamin sitzen und das Feuer Sie wärmt. Sie in eine dicke Decke eingemummelt sind, alles was Ihnen hilft die Wärme zu spüren, und für Sie positiv ist.

Denken Sie bei jedem Üben an die Rückholung.

Wenn Sie die Übungen nicht gleich beherrschen, verzagen Sie nicht. Üben Sie am nächsten Tag wieder. Es klappt nicht immer gleich gut, das ist nicht schlimm. Diese beiden Formeln sind die wichtigsten, daher sollten Sie diese beherrschen, bevor Sie weitermachen.

Weiter geht es mit der:

Herzformel

Bei der Herzformel soll sowohl das Herz als auch der Herzschlag reguliert werden. Hier sagen Sie sich „Mein Herz schlägt ruhig und gleichmäßig." Bitte zwingen Sie sich zu nichts. Wenn Sie auf Grund Ihrer Ängste bei hören auf Ihren Herzschlag in Panik geraten, oder Ihnen das unangenehm ist, lassen Sie diese Übung aus. Wenn Sie denken, dass Sie so weit sind, versuchen Sie es wieder. Mit dieser Formel können Sie lernen aus einer Panik mit Herzrasen Ihren Herzschlag zu beruhigen.

Denken Sie bei jedem Üben an die Rückholung, dies ist sehr wichtig um wieder fit in den Alltag zu gehen.

Weiter geht es mit der:

Atemformel

Bei der Atemformel verhält es sich ähnlich der Herzübung, hier soll der Atem reguliert werden. Hier sagen Sie sich „Meine Atmung ist ganz ruhig.", oder eine Alternative „Es atmet mich.", wenn Ihnen das gefällt. Auch hier bitte: zwingen Sie sich zu nichts. Wenn Sie auf Grund Ihrer Ängste in Panik geraten während Sie auf Ihren Atem achten, oder Ihnen das unangenehm ist, lassen Sie diese Übung aus. Wenn Sie denken, dass Sie so weit sind, versuchen Sie es wieder. Mit dieser Formel können Sie lernen aus einer Panik mit Schnappatmung Ihre Atmung zu beruhigen.

Denken Sie bei jedem Üben an die Rückholung. Denken Sie ebenso zwischendurch an die Ruheformel, besonders am Anfang.

Weiter machen wir dann mit der:

Sonnengeflechtformel

Das Sonnengeflecht ist eine Bezeichnung für unseren Solarplexus. Dies ist ein Geflecht aus Nervenfasern, welches ungefähr zwischen Magen und Brustkorbende befindet. Es ist zuständig für die Regulierung von einigen inneren Organen. Sie können sich das Sonnengeflecht, wie der Name sagt, wie eine Sonne vorstellen, von der aus die Strahlen in den Körper zu den Organen scheinen.

Bei der Sonnengeflechtformel verhält es sich ähnlich der Atemübung, hier sollen die inneren Organe reguliert werden, allerdings mit Hilfe der Wärmeformel. Denn hier sagen Sie sich „Mein Sonnengeflecht ist strömend warm."

Eine Übung, die Sie sich auch wieder sehr schön bildlich vor Augen halten können und sich so helfen können, diese Entspannung zu spüren. Stellen Sie sich beispielsweise Ihr Sonnengeflecht vor, wie es goldfarben die Wärme in jeden Zentimeter Ihres Körperinneren verteilt.

Denken Sie bei jedem üben an die Rückholung.

Dann fehlt uns nur noch die:

Kopfformel

Die Kopfformel ist besonders für die Vieldenker hilfreich, denn Sie soll helfen zu beruhigen, den Kopf ruhig und angenehm zu bekommen. Hier sagen Sie sich „Meine Stirn ist angenehm kühl." Später können Sie das auch wieder nach Ihrem Belieben abkürzen, zum Beispiel mit „Stirn angenehm kühl.", oder Ähnlichem.

Fühlt sich das angenehm für Sie an, an einem warmen Sommertag am Strand zu liegen und eine leichte kühle Brise streift Ihre Stirn? So etwas beispielsweise könnten Sie sich vorstellen.

So zum Abschluss noch einmal die:

Ruheformel

Und ganz wichtig: die *Rückholung*.

Wenn Sie die Übungen alle hintereinander durchhaben und beherrschen, haben Sie schon viel geschafft und erreicht. Super!

Bitte bringen Sie die Formeln, besonders am Anfang, nicht durcheinander. Nach der Ruheformel ist die Schwereformel die Wichtigste, danach die Wärmeformel. Wenn Sie diese beherrschen, haben Sie schon einiges geschafft. Auch andere Entspannungsübungen bauen sich auf solche Formeln auf, werden Sie möglicherweise selbst feststellen.

Üben Sie, so oft Sie wollen. Nutzen Sie auch gerne das Autogene Training, wenn Sie erschöpft sind und gerne ein Schläfchen machen würden. Eine kurze Entspannung kann Ihnen wieder neue

Energie spenden, während ein Mittagsschlaf Sie unter Umständen noch müder machen kann.

Viel Spaß beim Üben!

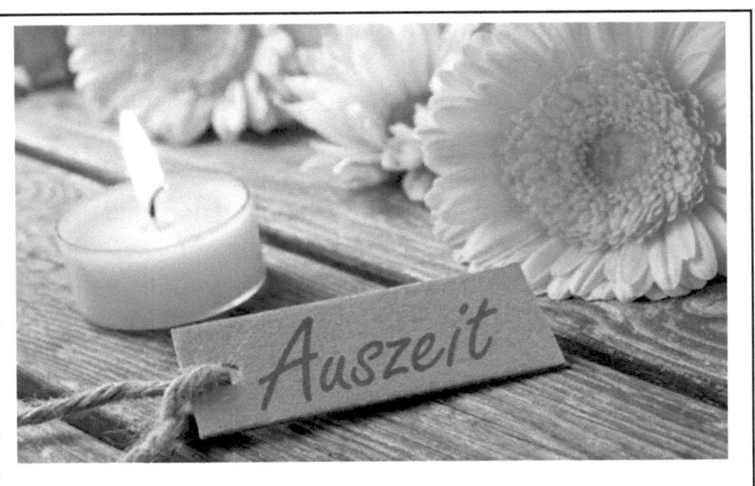

Progressive Muskelentspannung

Bei der Progressiven Muskelrelaxation (PMR), manche nennen sie auch Muskelentspannung nach Jacobson, verhält es sich anders als beim Autogenen Training. Hier soll eine Entspannung herbeigeführt werden, in dem Sie bewusst und aktiv den Unterschied zwischen Anspannung und Entspannung fühlen. Zudem sind Sie körperlich aktiv. Wenn Ihnen das Autogene Training eventuell wegen der vielen Gedanken noch nicht so zusagt und Sie sich noch schwertun, diese vorbeiziehen zu lassen, versuchen Sie erst einmal die Progressive Muskelrelaxation. Hier sind Sie durch das aktive Mitarbeiten mehr auf die Aufgaben konzentriert, wie darauf, Ihre Gedanken zu verwalten.

Wenn Sie durch Ängste die Neigung haben, bewusst oder auch unbewusst einige Körperteile stets angespannt zu haben, ist dies auch eine super Übung für Sie, die Sie im Alltag durchführen können um dem entgegen zu wirken. Haben Sie beispielsweise immer einen angespannten Bauch / Magen, können Sie, wenn Sie dies im Alltag bemerken, bewusst üben, diesen zu entspannen. Umso öfter Sie dies machen, umso mehr wird sich dieser mit der Zeit wieder entspannen, und vielleicht sogar gar nicht mehr unbewusst verkrampfen.

Hier sollten Sie anfangs mehr Zeit einplanen, denn um dies zu erlernen ist es sinnvoll, erst alle Muskelgruppen einzeln zu üben. Später können Sie auch mehrere Partien zeitgleich üben. Ähnlich wie beim Autogenen Training werden Sie immer besser werden umso mehr Sie üben. Und umso schneller Sie es schaffen in eine Entspannung zu kommen, erreichen Sie diesen Zustand recht zügig, so dass verkürzte Formeln mit der Zeit ausreichen.

Auch im Gegensatz zum Autogenen Training, finde ich es besonders für den Anfang völlig sinnvoll, eine CD zur Hilfe zu nehmen. Wenn Sie niemanden haben der Ihnen helfen kann, Ihnen ggfs. die Formeln vorsagen kann, und Sie Schwierigkeiten haben sich diese selbst vorzusagen, ist dies eine gute Möglichkeit Progressive Muskelrelaxation auch alleine durchzuführen. Denn hier geht es nicht wie beim Autogenen Training um die Selbsthypnose, sondern um das aktive An- und Entspannen Ihrer Muskelgruppen. Wenn Sie diese geübt haben, brauchen Sie irgendwann keine CD mehr, und niemand der Ihnen die Formeln vorsagt. Sie werden selbst in der Lage sein, betroffene oder eben auch alle Muskelgruppen anzuspannen und danach zu entspannen.

Trotz allem fragen Sie bitte vorab Ihren Arzt, ob er Ihnen die Progressive Muskelentspannung empfiehlt, besonders, wenn Sie unter Kreislaufproblemen leiden.

Ich werde Ihnen hier einige Beispiele nennen, die Sie dann nach Bedarf, nach Zeit und nach Ihrem Ermessen ergänzen oder verkürzen können.

Ganz wichtig beim Anspannen: Verkrampfen Sie nicht. Keiner kann Ihnen sagen wie fest Sie drücken sollen, wie stark Sie etwas zusammenkneifen sollen, denn Sie kennen sich selbst am besten.

Auch hier möchte ich etwas ausführlicher auf das Thema eingehen was auch nötig ist. Das Progressive Muskelentspannen umfasst viele Übungen die anfangs geübt werden sollten, bis Sie es schaffen mit möglicherweise vier Anweisungen den ganzen Körper in die gewünschte Entspannung zu bekommen.

Gerne können Sie die Muskelgruppen auch erst im Liegen, und das nächste Mal im Sitzen üben.

Wie weit sollen Sie anspannen: Es geht darum eine so starke Anspannung hervorzurufen, die Sie spüren, um den Unterschied zwischen Anspannung und Entspannung zu spüren, NICHT jedoch so stark, dass Sie Schmerz empfinden oder gar verkrampfen. Üben Sie dies vorher mit Ihrer Faust. Wenn es Ihnen hilft nehmen Sie eine Skala von 0 bis 10, wobei Sie sich Schritt für Schritt bis zu 10 herantasten, und wieder Schritt für Schritt zurück. Finden Sie selbst für sich heraus, wie fest Sie anspannen müssen um es nicht zu übertreiben. Sie kennen Ihren Körper am besten, fühlen Sie in sich und in Ihren Körper hinein und achten Sie auf Warnsignale wie zum Bespiel ein Stechen, einen Schmerz etc.

Wenn Sie soweit sind, machen Sie es sich wenn Sie möchten bequem, legen Sie sich auf den gewählten Untergrund, gerne auch mit einem Kissen als Hilfsmittel, um schmerzfrei liegen zu können. Sie dürfen sich gerne eine Decke überlegen, damit Sie nach längerem Liegen nicht frieren. Später im Alltag geht das natürlich schlecht, doch um das Progressive Muskelentspannen kennenzulernen und zu üben, ist das völlig in Ordnung.

Lange Übung:

Beginnen Sie mit der rechten Hand. Spannen Sie diese zu einer Faust, stark genug, dass Sie die Anspannung spüren, aber nicht so stark, dass Sie Schmerz empfinden. Halten Sie diese Anspannung. Spüren Sie in Ihre rechte Hand hinein, spüren Sie die Anspannung. Spüren Sie in die Handfläche, in jeden einzelnen Finger hinein. Halten Sie noch etwas länger. Insgesamt halten

Sie Ihre rechte Hand ca. 20 Sekunden angespannt. Dann lassen Sie die Anspannung los. Entspannen Sie Ihre rechte Hand, versuchen Sie jeden Muskel Ihrer Hand loszulassen, spüren Sie, wie Ihre Hand locker ist, wie die Kraft aus der Hand fließt und wie sich die Entspannung nun anfühlt. Fühlen Sie tief in Ihre Hand hinein, und versuchen noch ein wenig mehr los zu lassen und die rechte Hand noch etwas mehr zu entspannen. Genießen Sie diese Entspannung noch einige Sekunden.

Vergessen Sie nicht während der ganzen Übung locker weiter zu atmen. Wenn Gedanken aufkommen, denken Sie sich beispielsweise „Gedanken kommen und gehen, sie gehören zu mir, sie dürfen sein", oder in Ihren eigenen Worten. Stellen Sie sich beispielsweise Ihre Gedanken als Wolken vor, die vorüberziehen. Denken Sie sich, dass Sie später wieder über diese Gedanken nachdenken können, aktuell üben Sie ihre Entspannung an Ihrem Entspannungsort.

Weiter geht es mit der linken Hand. Spannen Sie diese zu einer Faust, stark genug, dass Sie die Anspannung spüren, aber nicht so stark, dass Sie Schmerz empfinden. Halten Sie diese Anspannung. Spüren Sie in Ihre linke Hand hinein, spüren Sie die Anspannung. Spüren Sie in die Handfläche, in jeden einzelnen Finger hinein. Halten Sie noch etwas länger. Insgesamt halten Sie Ihre linke Hand ca. 20 Sekunden angespannt.

Dann lassen Sie die Anspannung los. Entspannen Sie Ihre linke Hand, versuchen Sie jeden Muskel Ihrer Hand loszulassen, spüren Sie, wie locker Ihre Hand ist, wie die Kraft aus der Hand fließt und wie sich die Entspannung nun anfühlt. Fühlen Sie tief in Ihre linke Hand hinein, und versuchen noch ein wenig mehr loszulassen und die linke Hand noch etwas mehr zu entspannen. Genießen Sie diese Entspannung noch einige Sekunden.

Denken Sie daran, der Rest Ihres Körpers ist locker und ruhig. Auch Kinn, Kiefer und Augen sind locker. Überprüfen Sie dies gerne regelmäßig zwischen den Übungen.

Als nächstes üben Sie mit den Armen. Beginnen Sie mit dem rechten Arm. Beugen Sie hier den Ellenbogen mit geballter Faust nach oben soweit es geht an sich heran. Halten Sie auch hier wieder die Spannung einige Sekunden, und fühlen Sie dabei in jede angespannte Faser. Dann lassen Sie die Anspannung los. Entspannen Sie Ihren rechten Arm, und versuchen Sie jeden Muskel noch mehr locker zu lassen. Fühlen Sie die Entspannung noch einige Sekunden.

Das gleiche machen Sie nun mit dem linken Arm. Beugen Sie den Ellenbogen mit geballter Faust nach oben soweit es geht an sich. Halten Sie auch hier wieder die Spannung einige Sekunden, und fühlen Sie dabei in jede angespannte Faser Ihres Arms. Lassen Sie dann die Anspannung los. Entspannen Sie Ihren linken Arm, und versuchen Sie jeden Muskel noch mehr locker zu lassen. Fühlen Sie die Entspannung noch einige Sekunden.

Wenn Sie gut damit klarkommen, können Sie gerne beim nächsten Üben beide Hände zeitgleich und auch beide Arme zeitgleich an- und entspannen, statt jeder Seite einzeln.

Um es etwas zu verkürzen werde ich nun zusammengefasste Übungen (beide Seiten zeitgleich) vorstellen. Sie können dies jedoch gerne zuerst einzeln üben.

Weiter machen Sie mit den Oberarmen. Dies können wir gerne mit beiden Seiten zeitgleich machen. Hierzu drücken Sie beide Hände ganz fest auf Ihre Unterlage. Bitte beachten Sie hier genauso, dass es fest genug ist um die Anspannung in den Oberarmen deutlich wahr zu nehmen, nicht jedoch so stark, dass Sie Schmerzen haben. Halten Sie diese Anspannung einige Sekunden und fühlen Sie in Ihren angespannten Oberarm hinein. Fühlen Sie die Anspannung. Dann lassen Sie diese los. Entspannen Sie, fühlen Sie wie locker und entspannt ihre Arme sind. Fühlen Sie tief in die

Arme hinein und versuchen Sie diese noch lockerer zu machen.

Als Nächstes üben Sie mit den Schultern. Ziehen Sie Ihre Schultern soweit es Ihnen möglich ist nach hinten, und drücken Sie diese gegen die Unterlage. Auch hier bitte nicht so weit, dass Sie Schmerzen haben. Halten Sie diese Anspannung einige Sekunden und fühlen Sie in den Schulterbereich hinein. Dann lassen Sie die Schultern wieder locker. Fühlen Sie die Entspannung einige Zeit, versuchen Sie noch mehr zu entspannen.

Danach ziehen Sie Ihre Schultern soweit es Ihnen möglich ist nach vorne, auch hier bitte nicht so weit, dass Sie Schmerzen haben. Halten Sie diese Anspannung einige Sekunden und fühlen Sie in den betroffenen Schulterbereich hinein. Dann lassen Sie die Schultern wieder locker. Fühlen Sie die Entspannung einige Zeit, versuchen Sie noch mehr zu entspannen.

Wandern Sie gedanklich noch einmal durch die bisher angespannt und entspannten Körperstellen und fühlen sie die Entspannung dieser.

Wir machen mit den Beinen weiter. Ziehen Sie die Zehen in Richtung Ihres Körpers. Wie immer spüren Sie hier die Anspannung und halten diese einige Sekunden. Spüren Sie in die Anspannung hinein. Lassen Sie dann los. Spüren Sie in die Entspannung hinein und genießen Sie diese. Danach krallen Sie die Zehenspitzen nach vorne, stellen Sie sich vor, Sie würden einen Bleistift mit den Zehen festhalten. Spüren Sie die Anspannung, lassen Sie danach wieder los. Fühlen Sie in Ihre Zehen hinein, und versuchen Sie diese noch mehr zu entspannen.

Nun strecken Sie die Fußspitzen weit vom Körper weg, ziehen Sie diese Richtung Boden und halten Sie die Spannung. Fühlen Sie die Spannung in den Unterschenkeln. Nach einigen Sekunden lassen Sie die Füße wieder locker und fühlen in die Entspannung. Versuchen Sie noch lockerer zu werden. Spüren Sie den Unterschied von Anspannung und Entspannung.

Denken Sie nach wie vor daran, der Rest Ihres Körpers ist locker und ruhig. Auch Kinn, Kiefer und Augen sind locker. Überprüfen Sie dies gerne regelmäßig zwischen den Übungen.

Nun kommen Sie zum Rücken. Machen Sie ein Hohlkreuz, in dem Sie das Gesäß heben und nur auf Nacken, Arme und Unterschenkel gestützt sind. Spüren Sie die Schwere Ihres Körpers, fühlen Sie die Anspannung und halten Sie diese noch einige Sekunden. Nun lassen Sie sich, vorsichtig, wieder locker auf die Unterlage zurück senken. Spüren Sie den Unterschied zu vorher, fühlen Sie die Entspannung.

Prüfen Sie zwischendurch, ob die bereits entspannten Körperstellen auch noch entspannt sind. Wenn nicht, versuchen Sie diese nochmals zu entspannen.

Jetzt wenden Sie sich dem Bauch zu. Drücken Sie nun Ihren Bauch weit nach außen, in dem Sie tief in den Bauch atmen und die Bauchdecke dabei nach außen wölben. Halten Sie diese Spannung noch einige Sekunden, atmen Sie jedoch weiter. Lösen Sie die Anspannung und spüren Sie in die Entspannung hinein.

Als nächstes widmen Sie sich dem Kopfbereich. Beginnen Sie mit dem Hals. Heben Sie Ihren Kopf an, nicken Sie nach vorne zur Brust und halten Sie die Spannung. Bitte achten Sie darauf, keine Schmerzen im Nackenbereich zu empfinden! Halten Sie die Spannung und spüren Sie hinein. Lassen Sie Ihren Kopf langsam und ohne Schwung wieder los und legen Sie ihn entspannt auf Ihre Unterlage. Spüren Sie den Unterschied von der Anspannung eben, zu der Entspannung jetzt. Versuchen Sie noch etwas mehr zu entspannen. Pressen Sie nun den Kopf auf Ihre Unterlage und halten diese Anspannung einige Sekunden. Lassen Sie dann die Anspannung wieder los und entspannen Sie wieder. Im Anschluss neigen Sie den Kopf auf die linke Seite, halten auch hier die Anspannung. Spüren Sie die Anspannung in der Betroffene Partie, um diese nach einigen Sekunden loszulassen. Fühlen Sie die Entspannung, und versuchen Sie die Stelle noch mehr zu entspannen. Das Gleiche machen Sie noch mit der rechten Seite.

Um das Gesicht zu üben, kneifen Sie leicht, ohne zu verkrampfen, Ihre Augen zusammen. Zeitgleich beißen Sie die Zähne zusammen, hier bitte ebenfalls nicht zu fest. Zeitgleich ziehen Sie Ihre Mundwinkel auseinander, oder machen Sie einen Kussmund in dem Sie Ihre Lippen spitzen. Falls Ihnen das schwerfällt, versuchen Sie sich vorzustellen, wie Ihr Gesicht aussehen würde, wenn Sie in eine Zitrone beißen würden. Halten Sie diese Spannung einige Sekunden, und fühlen Sie in die Anspannung hinein. Lockern Sie Ihr Gesicht wieder. Fühlen Sie, wie entspannt Ihr ganzes Gesicht nun ist. Versuchen Sie noch mehr locker zu lassen. Ihr Mund darf gerne leicht geöffnet sein.

Zum Zurückkommen aus der Übung nutzen Sie die Rückholung, die Sie bereits kennen. Bewegen Sie erst Arme und Beine, strecken und recken Sie sich ausgiebig bevor Sie langsam Ihre Augen öffnen.

Ballen Sie beide Fäuste, winkeln Sie Ihre Unterarme an und drücken Sie Ihre Oberarme gegen den Oberkörper. Fühlen Sie die Anspannung in den Händen und Armen. Halten Sie diese Anspannung und spüren in sie hinein. Lösen Sie nun die Anspannung. fühlen sie den Unterschied zwischen Anspannung und Entspannung, versuchen Sie noch etwas mehr loszulassen.

Als nächstes machen Sie ein Gesicht, als würden Sie in einer Zitrone beißen. Beißen Sie die Zähne jedoch nicht so fest zusammen, dass Sie Schmerzen haben. Halten Sie diese Spannung einige Sekunden. Lösen Sie nun die Anspannung. Fühlen Sie den Unterschied zwischen Anspannung und Entspannung, versuchen Sie noch etwas mehr loszulassen.

Nun ziehen Sie Ihre Schulterblätter hinten zusammen, soweit es geht, aber nicht so viel, dass Ihnen Schmerzen entstehen. Zusätzlich ziehen Sie Ihren Bauchnabel nach innen, spannen Ihren Beckenboden an und kneifen Sie Ihre Pobacken zusammen. Halten Sie diese Anspannung und fühlen Sie in die Anspannung hinein. Lösen Sie nun die Anspannung. Fühlen Sie den Unterschied zwischen Anspannung und Entspannung, versuchen Sie noch etwas mehr loszulassen.

Als Letztes spannen Sie Ihre Oberschenkel an, drücken Ihre Ferse in den Boden, ziehen den Fuß zu Ihrem Körper Richtung oben und krallen Sie Ihre Zehen nach vorne, als würden Sie einen Bleistift halten. Spüren Sie die Anspannung in den betroffenen Körperstellen, halten Sie diese noch einige Sekunden. Dann lösen Sie die Anspannung. Fühlen Sie in die nun entspannten Körperstellen, versuchen Sie, noch mehr loszulassen und noch mehr zu entspannen.

Denken Sie an die Rückholung.

Wie Sie vielleicht schon bemerkt haben, können Sie sowohl lange, als auch kurze Übungen machen. Zudem können Sie diese nach Ihrem Belieben verlängern oder verkürzen, je nachdem wie spezifisch Sie einzelnen Körperstellen Aufmerksamkeit schenken oder wie viel Muskelgruppen Sie zeitgleich bearbeiten möchten. Das ist das Schöne an der Progressiven Muskelentspannung ist, Sie bestimmen.

Atemübungen

Bei Atemübungen achten Sie auf sich und auf eine gleichmäßige Atmung. Am besten fangen Sie damit an, einfach tief und gleichmäßig zu atmen, auf die Atmung zu achten, in sie hinein zu fühlen, zu schauen wie der Körper sich wölbt. Damit können Sie schon zu einer Entspannung beitragen.

Üben Sie dann eine bewusste Bauchatmung. Atmen Sie tief in Ihren Bauch hinein. Fühlen und sehen Sie, wie sich die Bauchdecke wölbt, und atmen Sie dann ganz langsam wieder aus.

Danach üben Sie in die Brust hinein zu atmen. Wie bei der Bauchatmung fühlen und sehen Sie nun, wie sich die Brust wölbt, und atmen Sie danach ganz langsam wieder aus.

Danach versuchen Sie, beides zu beanspruchen, erst der Bauch, dann die Brust. Versuchen Sie nun, bewusst die Luft von dem Bauch in die Brust zu schieben und wieder zurück. Fühlen Sie dabei wie sich der Körper am Bauch und der Brust hebt und senkt. Lassen Sie die Luft von alleine in den Körper fließen, nicht einziehen, bewusst rausdrücken. Ein- und Ausatmung sollten von der Zeit her gleich lange sein.

Bei der nächsten Übung tief einatmen, Luft kurz anhalten, aber nur solange wie es Ihnen keine Probleme macht. Das linke Nasenloch zu halten, tief ausatmen. Wenn alle Luft aus dem Körper ist, wiederholen Sie die Übung mit dem rechten Nasenloch.

Eine weitere Übung ist abwechselnd durch die Nase einatmen und durch den Mund ausatmen, dann durch den Mund einatmen, und durch die Nase ausatmen.

Farben

Arbeiten Sie gerne auch mit Farben. Hier bedarf es nicht viel Aufwand, um sich schon unbewusst etwas umzupolen. Denn jede Farbe löst einen Reiz in unsrem Nervensystem aus. Welches ist Ihre Lieblingsfarbe? Fühlen Sie sich in bestimmten Kleidungsstücken besonders wohl? Nutzen Sie dies für sich, alles was Ihnen gut tut kann zu Ihrer Genesung beitragen.

Der Farbe Grün beispielsweise wird besänftigende Eigenschaften nachgesagt, Gelb Frohsinn, Heiterkeit und Freude. Rot kann Entschlossenheit und das Tätigwerden fördern, während die Farbe Blau beruhigende Eigenschaften haben soll.

Letztendlich entscheiden Sie, was Ihnen guttut. Probieren Sie gerne Verschiedenes aus.

Haben Sie ein Licht mit Farbwechsler? Auch so etwas kann beruhigend wirken. Blumen in den gewünschten Farben auf den Tisch stellen, die Sie gerne selbst auf einer Wiese pflücken gehen. So haben Sie zugleich noch etwas Bewegung. Oder beziehen Sie Ihr Bett mit entsprechender Bettwäsche. Malen Sie ein Bild was sich auch super als therapeutische kreative Unterstützung eignet. Verzieren Sie Ihre Möbel, Dekorieren Sie Ihre Wohnung.

Sie haben unendlich Möglichkeiten mit Farben zu arbeiten.

Düfte

Hier ist es ähnlich wie mit den Farben. Sie haben viele Möglichkeiten mit Düften zu arbeiten. Kräutermischungen bzw. Räucherwerke *(z.B. „Gesunde Seele" von Firma Enwell, speziell für Angst- und Depressionsbetroffene hergestellt)*, einzelne Kräuter oder auch verschiedene Weihrauchsorten haben meistens eine stimmungsaufhellende, angstlösende und kraftspendende Wirkung, was für Sie sehr unterstützend sein kann.

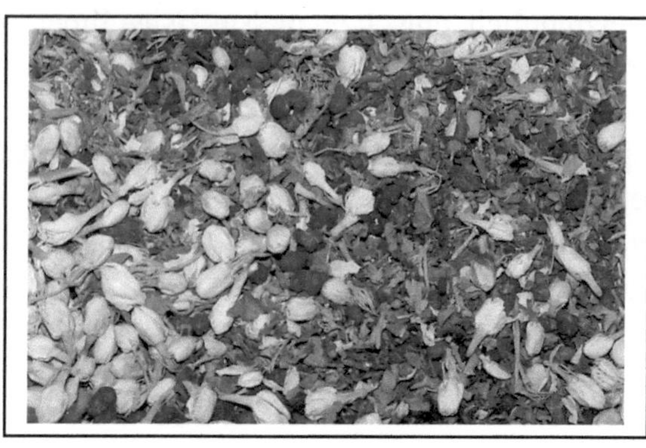

Auch *Duftöle (bitte nur 100%ig reine, lieber ein paar Euro mehr bezahlen)*, Parfum, Blumen usw. können Ihnen alleine wegen Ihres angenehmen Duftes helfen. Düfte bewirken in unserem Körper etwas, nämlich das Ausschütten von neurochemischen Stoffen, wie zum Beispiel Endorphine, Seratoninen etc. was Ihnen helfen kann.

Blumendüfte beispielsweise wirken Herz- und Kreislaufstärkend, aber auch entspannend und harmonisierend. Wie wäre es mit etwas Rosenduft, Kamille oder Jasmin?

Oder möchten Sie lieber Ihre Konzentration fördern, sich erfrischen? Dann nehmen Sie besser Zitrusdüfte, wie beispielsweise Lemongras, Pfefferminz, Orange oder Bergamotte.

Wurzel- und Baumdüfte, sowie verschiedene Weihrauchsorten oder auch Iris können sehr stabilisierend auf die Psyche wirken.

Familienaufstellung

Es gibt ein Verfahren namens Familienaufstellung. Hier wird ein Termin vereinbart, an dem verschiedene Menschen, die sich auch nicht kennen müssen, teilnehmen. Es gibt eine Person die etwas oder jemanden „aufstellen" möchte, die anderen Personen sind sogenannte Stellvertreter. Es gibt einen Aufstellungsleiter, mit gewissen Erfahrung und einer Ausbildung, der das Ganze überwacht. Zu Beginn wird Derjenige, der aufstellt, zu seinem Problem kurz befragt. Danach wählt er aus dem Stellvertretern einige Personen aus, die entweder Familienmitglieder, oder Freunde, oder den Chef, oder eben die Person die das Problem betrifft, darstellen sollen. Diese werden dann im Raum an verschiedene Stellen aufgestellt. Dies können Sie auch mit der Angst machen, eine Person Ihrer Wahl symbolisiert die Angst.

Beispielsweise kann der Aufstellende sagen, *ich kann mich nicht von meinem Partner lösen, ich möchte hier eine Aufstellung machen, und diesen krampfhaften Anzug zu brechen.* Ähnlich kann der Aufstellende auch die Depression oder die Angst aufstellen lassen. Die Stellvertreter werden an eine bestimmte Stelle im Raum hingestellt. Nun müssen diese in sich hinein hören und fühlen. Viele erleben erstaunlicherweise, dass Sie ungewohnte Gefühle empfinden, wie beispielsweise Angst oder Freude. Derjenige fühlt sich angezogen oder abgestoßen, es gibt alle Möglichkeiten. Oder, sie haben Gedanken im Kopf die sie nicht erklären können wo diese herkommen. Die Stellvertreter nennen dann ihre aktuellen Gefühle und Gedanken. Der Aufstellungsleiter kann diese zuordnen und in Absprache dem Aufstellenden eruieren, herausfinden, was diese für den Aufstellenden bedeuten könnten.

Oft sind dem Aufstellenden viele Problematiken nicht bewusst und können durch die Aufstellung aufgeschlüsselt werden. Manchmal sind auch in der Familiengeschichte Probleme verankert, die nun durch eine Familienaufstellung gelöst werden können, was auch wieder positiv auf das Gesundheitsbild einwirkt. Oder es sind in der Vergangenheit noch von unseren Ahnen Probleme vorhanden, die sich über Generationen unbewusst mitziehen.

Dies ist nicht jedermanns Sache, wird auch von vielen sogar verpönt, aber auch dies ist eine

Möglichkeit um etwas tiefer in sich hinein zu schauen.

Jeder muss für sich selbst entscheiden, ob er so etwas ausprobieren möchte, oder nicht. Wenn Sie dies jedoch in Anspruch nehmen möchten, sollten Sie sich genau informieren wo und bei wem Sie dies durchführen, und auf Empfehlungen achten.

Hypnose

Hypnose ist ein tiefenentspannter Wachzustand, eine Art Trance. In einem Hypnosezustand ist es möglich, viele Angelegenheit, z. B. Rauchentwöhnung, aber auch Krankheitsbilder wie Ängste und Depressionen zu bearbeiten. Durch die Hypnose kann bis ins Unterbewusstsein gelangt werden. Dies sollten Sie jedoch bei einem ausgewählten, erfahrenen Hypnotiseur durchführen lassen, da es sehr tiefgründig und auch unangenehm werden kann, je nach den Erfahrungen die in dem Betroffenen verborgen liegen. Es ist schon mehrfach durch Untersuchungen im Gehirn nachgewiesen worden, dass Hypnose funktioniert.

Durch die Hypnotherapie können viele Erfolge erzielt werden, jedoch sollte der Betroffene diese Art der Therapie auch wollen, um sich voll darauf einlassen zu können. Sowohl körperliche, als auch psychische Vorgänge im Menschen können positiv beeinflusst werden. Selbst tiefsitzende Traumen können durch die Hypnotherapie behandelt werden.

Ebenso werden durch Hypnose die Selbstheilungskräfte gestärkt, der Atem und der Herzschlag können ruhiger werden und so kann sich auch das Immunsystem positiv verändert werden.

Nette Worte Zettel

Haben Sie Gleichgesinnte? Freunde & Bekannte? Eine Familie? Wenn ja, machen Sie sich einen Nette-Worte-Zettel. Schreiben Sie jedermanns Namen auf je einen Zettel und geben Sie diese in die Runde. Hier kann jeder etwas Nettes über die Person, die auf dem Zettel steht notieren, ein Kompliment, eine tolle Erinnerung, ein Dank, es sind keine Grenzen gesetzt. Die Vorgabe ist, es muss etwas Positives sein. Dann wird das Geschriebene gefaltet, so dass es nicht mehr zu lesen ist, und der Zettel weitergereicht. So bekommt jeder der teilnimmt von jedem den Zettel.

Wenn der eigene Zettel nun wieder zur ursprünglichen Person ankommt, stehen nun einige tolle Dinge darauf, welches Sie sich immer wieder anschauen können, wenn es Ihnen schlecht geht.

Worte können sehr aufbauend sein, und diese verlieren selbst nach Jahren nicht die Wirkung. Diesen sollten Sie sich auf jeden Fall aufbewahren.

<u>Meditationen</u>

Eine Form der Entspannung ist die Mediation. Hier gibt es Meditation mit Bewegung, und die, welche nur in Ihrem Geist stattfinden. Der tiefere Sinn für viele Menschen ist, die spirituelle Erleuchtung zu finden, zu sich selbst zu finden, sich geistig weiter zu entwickeln, das Bewusstsein zu erweitern. Zudem soll die Meditation dazu beitragen, beide Gehirnhälften in Einklang zu bringen.

Bei einer Meditation ist es nicht von Vorteil, dabei einzuschlafen. Der Geist soll wachsam sein, damit sich das Bewusstsein entfalten kann.

Auch hier muss jeder für sich selbst wissen, was ihm guttut. Versuchen Sie doch einfach verschiedene Variationen aus. Zu Meditationen gibt es, wenn Sie selbst alleine noch nie damit gearbeitet haben, sehr viele CDs, die Ihnen dabei helfen diese durchzuführen. Durch die dabei entstehende Entspannung helfen Sie sich dabei, verschiedene Symptome zu lindern.

Sie müssen für eine Meditation nicht stundenlang in einem Tempel verbringen. Sie können gerne zu Hause in Ihren eigenen Wänden meditieren, aber auch im Freizeitbad, im Park, wo immer Sie möchten. Es wäre empfehlenswert, wenn nicht zu viele Umwelteinflüsse auf Sie einströmen würden, damit Sie nicht abgelenkt werden, und Sie eine bequeme Haltung einnehmen können.

Denken Sie auch hier nach jeder Meditation an die Rückholung, die Sie bereits von dem Kapitel Autogenes Training kennen.

Sie machen es sich hierzu ganz bequem, legen sich gerne hin und decken Sie sich zu. Nehmen Sie sich die Zeit für eine kurze Weile in eine Meditation abzutauchen.

Hier ein kleines Beispiel für eine eigene Meditation, die ich Ihnen geschrieben habe:

Zwischen den Absätzen nehmen Sie sich etwas Zeit, um den Augenblick zu fühlen, sich das Geschriebene bildlich vorzustellen. Sie ist, wie die meisten Entspannungsübungen, in der „Du" Form, jedoch in klein, geschrieben.

<u>„Eine Reise in mein Inneres"</u>

Stelle dir vor deinem Auge eine mehrstufige Treppe vor. Wo diese Treppe ist, ob in einem Haus oder in einem Garten, im Wald oder am Strand, darfst du dir selbstaussuchen.

Wie sieht die Treppe aus? Schaue sie dir genau an.

Langsam gehst du diese Treppe hinunter.

Mit jeder Stufe wirst du ruhiger und entspannter.

Mit jeder Stufe gelangst du etwas tiefer in dein Inneres.

Unten angekommen bist du völlig ruhig und entspannt.

Du entdeckst einen schönen Raum mit einem Tisch in der Mitte.

Wie sieht der Raum aus? Gibt es noch weiter Türen?

Langsam gehst du zu dem Tisch.

Wie sieht der Tisch aus? Hat er vielleicht Verzierungen?

Liegt auf Ihm eine Tischdecke?

Auf dem Tisch steht eine schöne Truhe.

Wie sieht die Truhe aus?

Wie groß ist die Truhe?

Du spürst, dass sich in dieser Truhe etwas Schönes befindet.

Du öffnest die Truhe und findest darin ein Geschenk. Es ist etwas, was dir gefällt und dir Freude bereitet.

Du nimmst das Geschenk, schaust es dir genau an.

Du bedankst dich für das Geschenk, und schaust dich nochmal in dem schönen Raum um.

*Dann gehst du langsam die Treppe wieder hinauf.
Oben angekommen freust du dich noch immer
über dein Geschenk.*

*Zähle nun von 4 bis 1 und bei 1 öffnest du die
Augen:*

4. Hände fest zusammen drücken

3. Atme tief ein und aus

2. Strecke und recke dich

1. Öffne deine Augen

*Vielleicht begegnet dir heute im Laufe des Tages
das Geschenk...*

<u>**Phantasiereisen**</u>

Phantasiereisen sind wie kleine Tagträume, nur geführt und grundsätzlich positiv sowie auf Entspannung eingestellt. Hierzu gibt es einige Bücher und auch CDs zu kaufen. Das ist jedoch kein Muss.

Gerne können Sie sich auch selbst etwas einfallen lassen. Beispielsweise gehen Sie über eine schöne Blumenwiese oder einen schönen Waldweg, sehen schöne Pflanzen und Tiere, genießen die Umgebung. Können sich den Geruch vorstellen von den Blumen oder den Bäumen. Oder Sie stellen sich eine schöne Situation aus Ihrem Leben vor, eine die bereits geschehen ist, oder eine die Sie sich wünschen. Stellen Sie sich alles positiv vor, so wie Sie es gerne erleben möchten, auch wenn es unreal erscheint. In Ihrer Phantasie ist alles erlaubt. Vor allem ist alles ganz stressfrei.

Sie machen es sich hierzu ganz bequem, legen sich wenn Sie möchten gerne hin und decken Sie sich zu. Nehmen Sie sich die Zeit, eine kurze Weile in eine Phantasiegeschichte abzutauchen.

Hier ein Beispiel für eine Phantasiereise, die ich selbst geschrieben habe:

Zwischen den Absätzen nehmen Sie sich etwas Zeit, um den Augenblick zu fühlen. sich das Geschriebene bildlich vorzustellen. Auch sie ist, wie im Kapitel zuvor, in der „Du" Form geschrieben.

„Die Kraft der Edelsteine"

Wenn du möchtest, stelle dir vor, du läufst über eine wunderschöne Wiese durch die ein kleines Bächlein plätschert.

Du lauschst dem Plätschern.

Wenn du möchtest, ziehst du deine Schuhe aus, wenn du welche anhast, und läufst ein paar Schritte durch das angenehme Nass.

Du riechst die Blumen, siehst ein paar schöne Schmetterlinge über die Wiese fliegen.

Dein Blick folgt dem Bachlauf und am Horizont entdeckst du einen eindrucksvollen Berg.

Vielleicht spürst du die magische Anziehungskraft des Berges.

Du machst dich auf den Weg den Bach entlang, zum Fuße des Berges, Schritt für Schritt.

Vielleicht spürst du unter deinen Füßen das weiche Gras.

Du gehst weiter und weiter und kommst dem Berg immer näher. Beim nächsten tiefen Einatmen stehst du direkt vor dem Berg.

Langsam öffnet sich der Berg, ganz langsam, wie durch einen Zauber.

Neugierig gehst du in den Berg hinein. Du schaust dich um und fühlst dich wohl und geborgen in dem Berginneren.

Beim Umschauen entdeckst du einen Weg. Du gehst den Weg entlang.

Du folgst dem Weg der dich immer tiefer und tiefer in das Innere des Berges führt.

Je weiter du ihn gehst, desto sicherer und stärker fühlst du dich.

Du gehst weiter - und weiter.

Der Weg wird dir durch viele bunte Edelsteine erhellt, die an den Wänden funkeln.

Du fühlst dich wohl und geborgen, und du folgst dem warmen Leuchten, tiefer und tiefer in den Berg hinein.

Je weiter du kommst, desto wärmer und heller wird der Weg.

Du gehst weiter - und weiter - und weiter, bis du in einer Edelsteinhöhle ankommst.

Du schaust dich um und bist von so viel klarer Schönheit überwältigt.

Du betrachtest dir die Farben und Formen der Edelsteine, bewunderst die Vielfälligkeit.

Wunderschön... Du fühlst dich geborgen... und sicher... fühlst die positive Energie... du fühlst dich aufgehoben und zufrieden.

Langsam schließt du deine Augen und genießt diese wohltuende und kraftspendende Atmosphäre.

Du atmest tief ein und aus - und ein - und aus.

Du spürst eine überwältigende Energie. Du öffnest deine Augen und du siehst den Stein, deinen Stein, deinen Kraftstein.

Du möchtest ihn berühren, gehst auf ihn zu und nimmst ihn an dich.

Seine Kraft durchströmt deinen Körper, gibt dir Wärme, gibt dir Liebe, gibt dir Kraft und Zuversicht.

Du fühlst dich stark. Voller Energie.

Mit deinem Kraftstein in der Hand machst du dich wieder auf den Weg durch den Berg zurück.

Wie beflügelt gehst du weiter, und weiter, den Weg entlang aus dem Berg hinaus.

Noch ein paar wenige Schritte und du stehst wieder auf der Wiese vor dem Berg.

Langsam schließt sich der Berg wieder wie von Zauberhand.

Du betrachtest dir den Berg nochmals und bedankst dich bei Ihm für das kraftspendende Geschenk, deinen Stein.

Du gehst über die Wiese zurück und genießt deine neue Kraft.

Zähle nun von 4 bis 1 und bei 1 Öffnest du die Augen:

4. Hände fest zusammen drücken

3. Atme tief ein und aus

2. Strecke und recke dich

1. Öffne deine Augen

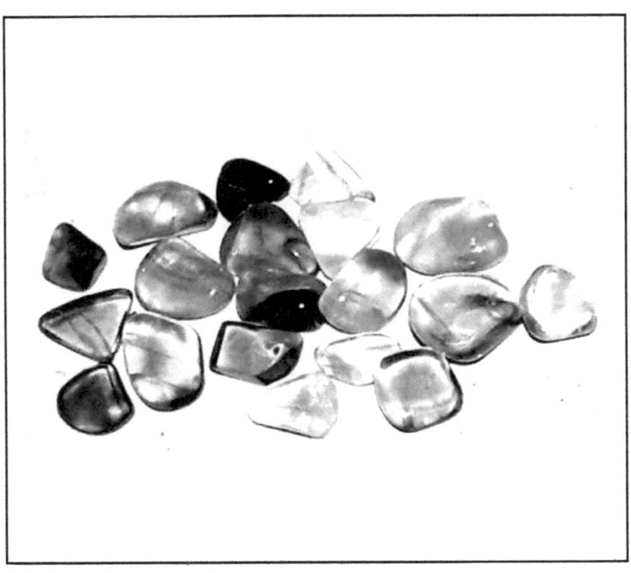

Hörbücher

Hörbücher (von normalerweise einer Person vorgelesenes Buch) oder Hörspiele (mit mehreren Personen gelesenes Buch, mit Musik und Geräuschkulisse) sind auch eine tolle Möglichkeit, die Phantasie spielen zu lassen. Hier gibt es eine vorgegebene Geschichte, zu der sie sich ein eigenes Bild machen können, ähnlich wie bei einem normalen Buch. Der Unterschied ist, Sie müssen sich nicht auf das Lesen konzentrieren. Es gibt tolle Geschichten auf CD oder Hörspielkassette, sowohl für Kinder, als auch für Erwachsene. Probieren Sie es gerne einmal aus.

Loslassen

Wenn Sie sich mit alten und verletzenden Dingen, wir nennen es ab jetzt Müll, belasten, wird Sie das enorm herunterziehen. Es wird es Ihnen sehr schwer machen positiv zu denken und zu genesen. Ferner zieht Ihnen das Behalten des alten Mülls massiv und permanent wertvolle Energie ab. Lernen Sie deshalb loszulassen.

Versuchen Sie hier weniger auf den Kopf, als auf den Bauch zu hören. Zum Thema grübeln haben Sie vor einigen Seiten schon viele Tipps erhalten.

Hören Sie mehr auf Ihren Bauch, denn im Kopf entsteht dieser Missmut über die Ereignisse, die Sie unbedingt loslassen sollten. Haben Sie keine Angst vor dem Loslassen.

Warum haben wir überhaupt Angst vor dem Loslassen? Viele Betroffene leben mit dem ganzen Müll seit vielen Jahren und es tut sich die Frage auf, was ist wenn der Müll weg ist? Was sollen die Betroffenen mit all der Zeit anfangen? Das macht ihnen oft Angst, da ihnen noch der Sinn für das Positive fehlt. Oder der Zugang zu den Gedanken, welche ihnen Ideen liefert was sie alles gerne machen möchten, sobald es ihnen bessergeht und sie die Zeit haben.

Aber dieser Angst sollten Sie sich auf alle Fälle stellen, denn Sie haben nichts zu verlieren außer dem Müll. Und das wäre nicht schlimm, oder?

Als Erstes überlegen Sie sich, vor was Sie Angst haben, wenn Sie an das Loslassen denken. Schnell sollten Sie feststellen, dass es keinen Grund gibt Angst zu haben. Was verlieren Sie denn, wenn Sie beginnen loszulassen? Und was gewinnen Sie, wenn Sie loslassen? Machen Sie sich darüber Gedanken aber auf keinen Fall sollten Sie sich Vorwürfe zu machen, weil Sie bisher nichts dagegen getan haben, um loszulassen.

Sollten Sie Probleme damit haben, mit dem Loslassen anzufangen, da Sie Angst haben, dass Ihnen etwas fehlen wird, dann geben Sie sich einen Zeitraum. Beispielsweise eine oder zwei Wochen, in denen Sie das Projekt starten werden. Wenn Sie danach feststellen, es geht Ihnen nicht besser, können Sie es wieder bleiben lassen. Aber es wird Ihnen bessergehen, denn loslassen und positives Denken ist besonders bei depressiven Erkrankungen eine große Hilfe. Tief in Ihrem Inneren wissen Sie dies auch.

Starten Sie mit dem Loslassen. Machen Sie sich bewusst, dass Sie durch das Loslassen Ihre Gefühle positiv beeinflussen. Sagen Sie sich, dass Sie bereit sind loszulassen. Eine Situation oder Erinnerung kommt auf, welche Sie nicht mehr brauchen. Sie fühlen diese Situation, doch Sie tut Ihnen nicht gut. Machen Sie sich nun bewusst, dass Sie diese Erinnerung oder Situation loslassen möchten. Fragen Sie sich, ob Sie diese schlechten Gefühle brauchen... Nein!

Erinnerungen können Sie nicht auslöschen, aber Sie können diese akzeptieren bzw. tolerieren. Sie sind passiert und lassen sich nicht mehr rückgängig machen, sie gehören zu Ihrem Leben. Aber sie beherrschen Sie ab sofort nicht mehr. Sie lassen diese los. Sie haben nun die Kontrolle über Ihre Gedanken und Gefühle. Hören Sie auf Ihr Inneres, es tut Ihnen nicht gut, und es wird Ihnen bessergehen, wenn Sie losgelassen haben. Sie spüren dies jetzt schon!

Die Übung aus dem Autogenen Training, die Gedanken die kommen in die Ballons zu packen und davonfliegen lassen, können Sie gerne täglich machen. Auch diese eignen sich super für das Loslassen.

Nehmen Sie sich etwas Zeit. Packen Sie Ihre Sorgen und Ängste gedanklich in eine Kiste, vergraben Sie diese tief unter der Erde. Stellen Sie sich dies richtig bildlich vor. Versuchen Sie zu fühlen, wie erleichternd dies ist, wenn Sie ihre Sorgen in die Kiste gepackt haben und Sie diese dann tief vergraben haben. Vielleicht möchten Sie sogar das Grab positiv gestalten, mit schönen Blumen. In Gedanken gießen sie die Blumen auf dem Grab. Gestalten Sie sich Ihren eigenen Grabstein für das Grab Ihrer Sorgen.

Eine weitere Möglichkeit ist, wenn Sie gedanklich ein Feld mit Pflanzen bestücken oder besamen. Jede Pflanze soll für eines Ihrer Ziele stehen. Beispielsweise hat eine Pflanze die Bedeutung wie Sie einmal sein werden, wenn es Ihnen gut geht. Wie Sie sich dann sehen. Wie Sie sein wollen. Eine andere Pflanze steht für etwas, was Sie gerne machen möchten, wenn Sie soweit sind, was Sie bisher nicht konnten. Gießen Sie die Pflanzen.

Stellen Sie sich bildlich vor wie Sie sein möchten, wie Sie fühlen möchten, fühlen Sie in sich hinein, wie sich das anfühlt so zu sein. Umso öfter Sie solche Übungen machen, umso mehr setzt sich dieses Gefühl und diese Gedanken auch in Ihr tieferes Bewusstsein ab.

Lassen Sie Ihre Sorgen los. Machen Sie sich einen Plan, z.B. beginnen Sie damit, sich zu öffnen, dem Urvertrauen, dass Sie die Kraft haben Ihre Probleme zu meistern. Dies können Sie prima in die vorher genannte Übung einbauen. Trauen Sie sich etwas zu. Glauben Sie fest daran, dass auch kommt, was Sie sich wünschen. Stellen Sie sich das bildlich vor und fühlen Sie in diese Situation hinein. Schreiben Sie alles was Sie bedrückt auf ein Blatt Papier. Vergraben oder vernichten Sie das Papier dann mit den Gedanken, dass Sie diese Sorgen loslassen und nicht mehr benötigen. Erwarten Sie kein Wunder, aber der erste Schritt ist getan. Sie haben aktiv Ihre Sorgen den Kampf angesagt und diese begraben. Wiederholen Sie dies gerne so oft wie Sie möchten. Wichtig ist jedoch, beim Entsorgen oder Vergraben positive Gedanken zu haben und sich auf das rein positive Gefühl einzulassen.

Loslassen heißt auch Aufräumen. Muss bei Ihnen vielleicht aufgeräumt werden? Haben Sie etwas in Ihrem Leben was Ihnen nicht gut tut? Freunde,

Bekannte, Sachen in der Wohnung? Ist die Wohnung vielleicht zu vollgestellt? Eine super Übung, lassen Sie los. Trennen Sie sich von Dingen die Ihnen im Weg stehen, Ihnen nicht guttun. Egal ob Keller, Wohnung, Speicher, jedes Zimmer symbolisiert Ihr Zuhause, Ihr Leben, wie wir schon in einem Kapitel zuvor gelernt haben. Wenn dies aussortiert ist und nicht so viel Altlasten enthalten sind, wird es Ihnen auch bessergehen. Werfen Sie die Dinge weg, gehen Sie auf den Flohmarkt oder verschenken sie die Dinge an Menschen die es benötigen können und sich darüber freuen. Auch Gutes tun vermittelt gute Gefühle.

Freundschaften zu kündigen ist nicht einfach, aber wenn Ihnen eine Freundschaft nicht guttut, sollten Sie diese vielleicht ebenso loslassen. Das heißt nicht, dass sie sich im Streit trennen müssen. Manche Menschen passen einfach nicht zusammen, oder der Zeitpunkt für die Freundschaft ist noch nicht gekommen.

Durch das Loslassen können Sie viel gewinnen. Für alles was Ihnen gut tut, alles Positive, hier noch ein wichtiger Hinweis für Sie:

Alles was der Mensch regelmäßig macht, wird irgendwann zur Gewohnheit. Die Meinungen gehen hier auseinander, ob es 21 Tage oder 30 Tage oder länger dauert, bis das Gehirn die

Aktivität als Gewohnheit abspeichert. Fakt ist aber, dass es das irgendwann macht, sowie Sie regelmäßig immer wieder das Gleiche durchführen. Entspannung ist für jeden eine sehr wertvolle Gewohnheit, an der jeder arbeiten sollte, denn Entspannung ist ein wichtiger Teil der Lebenssäulen und auch eine sehr große Hilfe bei Ängsten, Depressionen, so wie auch als Vorbeugung gegen Krankheiten und Erschöpfungszuständen.

Umso besser Ihr Entspannungslevel insgesamt ist, umso besser können Sie im Alltag mit Stresssituationen umgehen.

Positives Denken

Einfach mal positiv denken… hört sich immer so einfach an. Vor allem in einer Depression erscheint dies unmöglich, aber es geht. Machen Sie sich bewusst, wie mutig und intelligent Sie sind, sich Hilfe zu suchen in dem Sie gerade in diesem Moment diese Zeilen lesen! Das sind schon die ersten positiven Gedanken.

Positiv denken kann sehr einfach sein und es gibt viele Möglichkeiten, dies zu tun. Schaffen Sie sich Ihre eigene Welt, in der alles so läuft, wie Sie es sich wünschen. Ähnlich wie bei

Tagträumen, können Sie so schon einmal positive Gefühle empfinden. Stellen Sie sich vor wie Sie sein möchten, beispielsweise wie Sie trotz Ihrer Angst vor Menschenmassen durch die Stadt bummeln und es Ihnen gut dabei geht. Fühlen Sie sich tief in diese Vorstellung hinein und genießen Sie diese positiven Gefühle. Jedes positive Gefühl wird Ihnen guttun.

Du bist, was du isst, heißt es immer. Doch bist du auch, was du denkst. So sind Sie wenn Ihre Gedanken ausschließlich negativ sind, auch ein negativ eingestellter Mensch. Dass Ihnen das gesundheitlich nicht guttut, haben Sie bereits selbst gemerkt. Doch auch in der Welt draußen kann Ihnen das Nachteile bringen. Soziale Kontakte können darunter leiden oder auf der Arbeit können Sie womöglich dabei bei Kollegen, bei Kunden oder beim Chef anecken. Ein stetes Schwarzmalen und negatives Denken, nörgeln und Selbstvorwürfe machen, bringt Ihnen dauerhaft nicht viel Freude, kaum Freunde und öffnet Ihnen keine positiven Türen.

Jeder kann lernen positiv zu denken. Beginnen Sie sich zu loben und belohnen, wenn Sie etwas Tolles gemacht, geleistet oder erreicht haben. Beginnen Sie, ein gesundes Maß an Selbstachtung zu erlangen. Ihre Gedanken gehören Ihnen allein. Sie bestimmen was Sie denken. Wenn Sie lernen wollen glücklich zu sein, beginnen Sie entsprechend zu denken. Unterschätzen Sie nicht, welche Kraft die Gedanken auf das Fühlen haben. Umso mehr negative Gedanken Sie denken, umso mehr fühlen Sie dies und strahlen dies auch aus, ziehen entsprechend viel Negatives an. Denken Sie lieber genauso intensiv positiv! Denn umso positiver Sie denken, umso mehr festigt sich dies in Ihren Gefühlen, und umso mehr strahlen Sie dies aus und ziehen somit auch Positives an.

Durch positives Denken können Sie es schaffen Ihre Ängste und Depressionen zu verringern, wenn nicht sogar aufzulösen. Sie schöpfen aus Ihrem Unterbewusstsein wahnsinnig viel Kraft und festigen dies von Mal zu Mal.

Beginnen Sie umgehend mit dem positiven Denken. Haben Sie schöne Erlebnisse, an die Sie sich erinnern können, wie beispielsweise einen tollen Ausflug? Eine Feier? Die Zusage für den gewünschten Job? In jemand verliebt zu sein? Denken Sie hier dran und fühlen Sie die Situation nach.

Weiter geht es darin, achtsam zu sein für die positiven Ereignisse im Alltag. Was haben Sie alles Schönes gesehen und erlebt? Gehen Sie achtsam durch den Tag, und achten Sie nicht nur darauf, was Ihnen alles Unschönes passiert und was Ihnen fehlt. Suchen Sie nicht nach

Negativem! Im Gegenteil, suchen Sie Positives! Suchen Sie danach, was Ihnen gefällt. Freuen Sie sich über jedes Lächeln eines Menschen, über jedes Tier auch wenn es noch zu klein ist. Erfreuen Sie sich an jeder schönen Pflanze.

Weiter geht es damit, in unschönen Dingen etwas Schönes zu sehen. Üben Sie dies, nehmen Sie etwas, was Ihnen nicht gefällt, beispielsweise einen Baum, einen kahlen Baum. Suchen Sie etwas Schönes an dem Baum, Sie werden auch etwas finden. Es gibt viele Möglichkeiten. Die Farbe der Rinde, die Form des Baumes, die Struktur der Rinde, die Größe... Diese Übung sollten Sie so oft es geht an verschiedenen Objekten durchführen. Sie können in Allem und an Jedem etwas Positives finden, und wenn es noch so klein ist.

Der nächste Schritt ist, negative Ereignisse und Erlebnisse zu durchleuchten und Positives daraus zu erkennen. Dies können Sie bei banalen Kleinigkeiten üben. Beispielsweise Ihnen fällt ein Teller herunter. Doch statt sich zu ärgern, dass der Teller kaputt ist, sehen Sie es doch so: Sie müssen den Teller nicht mehr abwaschen, zudem bringen Scherben Glück.

Wenn Sie das gut schaffen, können Sie weitergehen. Sie möchten wegfahren, doch Ihr Auto hat einen Plattfuß. Statt sich zu ärgern freuen Sie sich, es hätte gefährlich werden können, wäre Ihnen der Reifen auf der Autobahn geplatzt.

Oder Ihr Hund hat zu Hause gewütet und deshalb können Sie nicht zu einer Feier. Statt sich darüber zu ärgern, dass Sie nicht zu der Feier kommen, freuen Sie sich darüber. Denn möglicherweise wäre unterwegs das Auto stehen geblieben, oder Ihnen ist ein langweiliger Abend verschont geblieben, was sich wohl sonst erst im Nachhinein herausgestellt hätte.

Auch aus sehr schlechten Erlebnissen können Sie etwas Positives herausziehen. Überlegen Sie sich eine Situation, und überlegen Sie sich was Sie daraus gelernt haben. Aus allem Schlechten können Sie etwas lernen, allein schon dadurch, diese Erfahrung gemacht zu haben. Wenn sie negativ war, ist dennoch irgendetwas Gutes dabei herausgesprungen für Ihre Zukunft, denn Sie wissen künftig besser, auf was Sie achten werden.

Es kann in allem etwas Positives gesehen werden und aus allem etwas Positives herausgezogen werden.

Mut Sätze

Helfen Sie sich selbst, in dem Sie sich persönliche Mut Sätze einfallen lassen. Diese sollen Sie dabei unterstützen, sich selbst täglich zu ermutigen. Diese Sätze sollen zu Ihnen passen. Daher ist es wichtig, dass Sie die Sätze selbst erfinden, sich darüber Gedanken machen, und sie nicht einfach irgendwo abschreiben oder ausdrucken.

Hier einige Beispiele:

- Es ist mir egal, was Andere von mir denken / über mich denken. Ich bin gut so wie ich bin.

- Ich bin wie ich bin, und das ist auch gut so.

- Ich bin jemand Besonderes. Ich kann etwas.

- Ich glaube an mich.

- Ich habe eine starke Persönlichkeit.

Lassen Sie Ihren Gedanken freien Lauf. Gerne können Sie sich die Sätze aufschreiben und an den Spiegel, den Kühlschrank oder die Haustür heften. So fällt Ihr Blick bestenfalls mehrmals täglich darauf.

Nicht unter Druck setzen

Wenn Sie die ganze Zeit über während Ihrer Krankheit krankgeschrieben waren, sind Sie möglicherweise irgendwann wieder einen Punkt, an dem Sie sagen so, *jetzt geht es mir besser, jetzt möchte ich wieder arbeiten gehen.* Wenn Sie denken, Sie sind wieder soweit, dass Sie arbeiten gehen können, setzen Sie sich hier auch bitte nicht unter Druck.

Wenn möglich, nutzen Sie das Angebot einer Wiedereingliederung Ihrer Arbeitsstelle. Viele Betriebe bieten dies mittlerweile schon von sich aus an. Es ist niemand geholfen, vor allem Ihnen nicht, wenn Sie sich gleich wieder überfordern und einen Rückfall erleiden und wochenlang ausfallen.

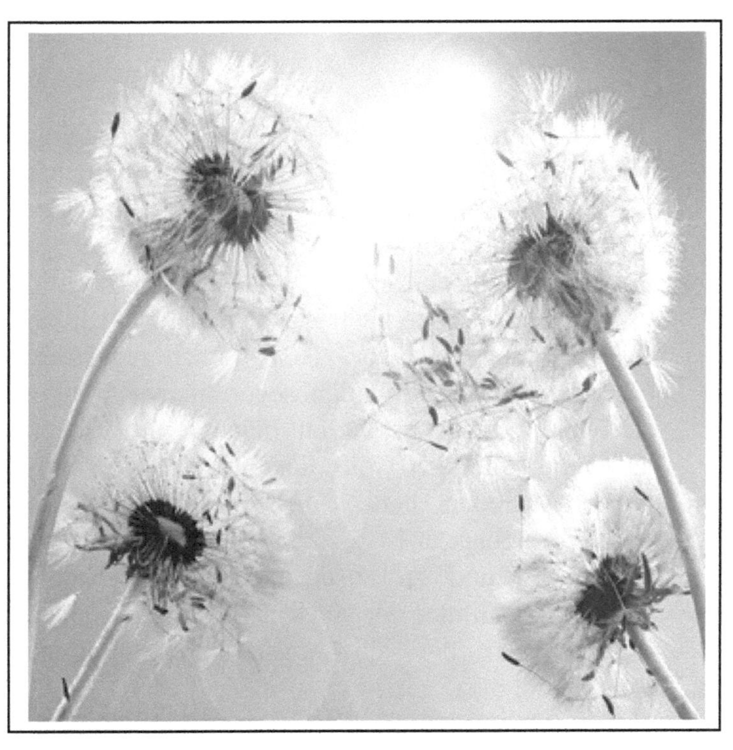

MEINE PERSÖNLICHE GESCHICHTE in Kurzfassung

Bei mir fing alles in jungen Jahren an. Anfangs wusste ich gar nicht, dass es etwas mit meiner Gesundheit zu tun hat. Wenn wir mit der Schulklasse einen Ausflug machten, fühlte ich mich oft komisch. So, als würde ich ohnmächtig werden. Ich konnte nicht klar denken. Manchmal kam es mir sogar vor, als hätte ich regelrecht Aussetzer. Ich kann mich sogar im Nachhinein nicht mal mehr genau an manche Situationen erinnern. Aber ich weiß, dass ich schon damals viele Ausreden hatte, um beispielsweise bei einem Ausflug zur Eislaufbahn eben nur am Rand zu stehen und zu zuschauen, weil ich nicht wusste, was hinter der von mir nicht zu sehenden Kurve war oder ich Angst hatte, mich zu blamieren.

Mein Leben war kein Ponyhof, mein Vater verstarb früh, nachdem meine Mutter mit mir zu Ihrem neuen Mann zog, welche beide nicht sehr nett zu mir waren. Ich kam mir meistens wie eine Angestellte vor. In den Arm nehmen kannte ich nur aus dem TV, wenn ich denn mal etwas im TV schauen durfte. Belohnung gab es selten, Strafen waren eher die Tagesordnung. Das Haus in dem ich aufwuchs war ein Hochhaus mit zig

166

Wohnungen. Geld hatten wir auch nie und daher hatte ich auch fast nur abgetragene Kleidung von Verwandten. Irgendwann kam noch meine Schwester dazu, mit fast zehn Jahren Altersunterschied. Da war ich auch noch das Kindermädchen. Hier merkte ich natürlich auch früh, dass ich nicht wirklich mutig war, wenn mir beim Aufpassen auf dem Spielplatz zum Beispiel andere Kinder, vor allem männliche, verdächtig aussahen. Lieber rannte ich hin und gab freiwillig alles Geld was ich dabeihatte, quasi „als Geschenk“, bevor mir oder meiner Schwester vielleicht was angetan wurde und ich dann zusätzlich auch noch Strafe von den Eltern kassierte. Generell wurden sie und der Hund besser behandelt als ich, aber zurück zum Beginn meiner eigentlichen Angststörung.

Später kam es richtig dicke. Ich war gerade neunzehn und in einer Ausbildung, da wurde ich nach einem kleinen Streit zu Hause von meiner Mutter vor die Tür gesetzt und so bin ich mit meinem damaligen Freund zusammengezogen. Alleine wollte ich das natürlich nicht, wahrscheinlich aus: ja, genau, aus Angst. Eines Tages ging ich aus dem Haus um zur Arbeit zu gehen, als mir schwindlig und schlecht wurde. Ich hatte keine Ahnung woran das liegen könnte und ging erst einmal wieder nach Hause und später zum Arzt. Der wusste nicht was es war, vielleicht eine Erkältung. Als es dann aber alle zwei

Wochen auftrat, und ich immer wieder zum Arzt ging, der mir irgendwann unterstellte ich würde blaumachen, fühlte ich mich richtig hilflos und unverstanden. Bestimmt sorgte ich nicht mit Absicht dafür, dass es mir schlecht ging und es war auch nicht gespielt. Doch der Arzt war scheinbar anderer Ansicht. Ich wechselte den Arzt, aber auch hier konnte mir nicht geholfen werden und ich wurde schnell als Blaumacher abgestempelt, bis ich dann letztendlich, wenn es gar nicht ging, die Ärzte abwechselte, oder mich egal wie schlecht es mir ging zur Arbeit schleppte.

Es ging dann ungefähr ein Jahr so weiter, dass mir immer wieder schlecht wurde, es mir schwindelte und noch ganz andere Symptome wie einen dicken Kloß im Hals, Herzrasen und Schweißausbrüche dazu kamen. Mich zu übergeben auf dem Weg zur Arbeit war auch keine Seltenheit. Natürlich bekam ich langsam Angst davor, dass mit mir etwas nicht stimmte und das ich möglicherweise unheilbar krank sei, sicher bald sterben müsse. Ich erschrak vor meinen eigenen Gedanken. Eine Freundin hatte mir Gespräche aufgezwungen, in denen Sie mich zurechtwies, ich solle nicht so oft zum Arzt, solle mich zwingen arbeiten zu gehen, auch wenn mir nicht gut sei um meinen Arbeitsplatz nicht zu riskieren. Erst wenn es unerträglich schlimm sei, solle ich zum Arzt gehen. Ich sah das ein und hielt mich daran. Wenn es mir nicht gut ging, erschien ich dennoch auf der Arbeit. *Heute weiß ich, dass ich möglicherweise zum Teil wegen dieser Aussagen ich solle nicht blaumachen und auch wenn es mir nicht so gut ist zur Arbeit gehen, und auch zum Teil wegen dem Druck auf dem Arbeitsmarkt oft genug mit dem Kopf unter dem Arm zur Arbeit gegangen bin, und mir durch meine Aufopferung sicher nichts Gutes getan habe.*

Wenn mir die Nase lief und ich Fieber hatte, nutzte ich die Mittagspause für ein Nickerchen. Aber nachdem der große Mülleimer voll mit Taschentüchern war, wurde ich auch irgendwann einmal nach Hause geschickt. Mir ging es immer wieder schlecht und ich war ständig krank, hatte jede Erkältung die im Umlauf war und wusste nicht was ich machen sollte. Und das lag sicher nicht nur dran, das ich nicht in Besitz eines Autos war und mit Bus und Bahn, später mit einem Roller bei Wind und Wetter über 30 km einfach zu fahren hatte. Ich wurde immer verzweifelter.

Ich bekam immer wieder Tipps, beispielsweise sollte ich doch mal mein Blut untersuchen lassen, ich könnte z. B. Eisenmangel haben oder unter Zucker leiden. Auch die Schilddrüse sollte ich mir doch mal untersuchen lassen, das könnte einige der Symptome erklären. So schöpfte ich immer wieder Hoffnung und versuchte alles aus.

169

Ich ließ mir ein Blutbild machen, ich ging zum Spezialisten und ließ mir die Schilddrüse untersuchen. Doch das zwar Gute, aber für mich unangenehme Ergebnis: Alles in Ordnung. Etwas worüber sich jeder normale Mensch freuen müsste, dachte ich. Aber ich freute mich nicht darüber, im Gegenteil ich verzweifelte innerlich immer mehr. Denn schon wieder hatte ich eine Möglichkeit weniger was meine merkwürdigen Symptome erklären würden, und einen Anhaltspunkt mit dem ich etwas anfangen konnte.

Wieder kein Ziel in Sicht, keine Lösungsmöglichkeit, Medikamente die mir helfen würden. Und wieder dachte ich, was wenn es doch schlimmer wird? Wenn ich nun doch etwas Schwerwiegendes haben würde, etwas was niemand bei einem so jungen Mädchen vermutet und daher niemand untersucht? Meine Herkunft war immer wieder geprägt von Zigarettenqualm, meine Eltern tranken viel Alkohol, vielleicht schon vor meiner Geburt, so dass etwas mich schon geschädigt haben könnte als ich noch nicht einmal geboren war. Ob es daran läge? Oder ob mich jemand vergiftete?

Ich wusste es nicht und bekam den ein oder anderen Todesgedanken und auch Angst davor, fühlte mich nach wie vor hilflos und unverstanden. Ich versuchte sogar den esoterischen Weg, wenn ich das so nennen kann, denn ich versuchte auch Kinesiologie aus. Die Frau bemühte sich wirklich und sicher hat mir der Termin bei ihr auch etwas geholfen. Doch damals war ich denke ich noch zu jung, um mich mit derart tiefgründigen Dingen zu beschäftigen. Zu unreif, Zusammenhänge zu erkennen und mögliche Therapien mit Farben, Düften etc. auszuprobieren, was natürlich auch eine finanzielle Frage ist. Heute denke ich kann ich mit solchen Dingen umgehen und arbeiten, aber damals einfach noch nicht. Heute stelle ich selbst Räucherwerke aus Kräutern her, um anderen damit zu helfen. Damals in dem Alter war das Alles jedoch noch ein unbekanntes Territorium für mich. Aber ein wenig geholfen hat mir die Frau schon, ich fühlte mich zumindest verstanden und etwas wohler.

Leider gingen davon aber meine Symptome nicht weg. Dazu kam noch ständiger Streit mit dem Partner und die Beziehung zerbrach, was psychisch nicht sonderlich stärkend für mich war. Nun wohnte ich alleine. Da die Wohnung für mich allein jedoch zu teuer war, war ich gezwungen in eine kleinere Wohnung umzuziehen. Denn es konnte kein Dauerzustand sein, dass ich nicht einmal Geld zum Essen hatte und auch keinerlei Unterstützung erhalten habe. Das war alles eine zusätzliche Belastung für mich, zudem war ich mittlerweile in meinem letzten Ausbildungsjahr und besaß auch immer noch kein Auto. Diese Umstände erschwerten mir extrem den Auszug. Irgendwie, doch noch mit Hilfe ein paar weniger Leute und sogar kurzzeitig meiner Mutter, die mir eine Maklerin empfahl, schaffte ich den Umzug. Nachdem die erste Miete aufgrund Geldmangel nicht bezahlt werden konnte, war ich gezwungen mir noch einen Nebenjob zu suchen. Irgendwie, trotz meiner extremen Nervosität und Angst vor Neuem boxte ich mich durch und es ging langsam finanziell bergauf. Ich musste zumindest keine Angst haben zu verhungern.

So lebte ich mein Leben vor mich her, beendete die Ausbildung, blieb in der Firma da dies für mich das Einfachste war und sparte hart, um mir eine Klapperkiste leisten zu können. Langsam hatte ich mich im Laufe der Monate dezent von meiner Umwelt, bis auf Arbeit und wenige Freunde, immer mehr zurückgezogen.

Wie eben schon angeschnitten, blieb mir nach etwas mehr als einem Jahr nach Beginn der merkwürdigen Situation, kurz nach meinem Umzug mir aus finanziellen Gründen nichts Anderes übrig als mir einen Nebenjob neben der Ausbildung zu suchen. So musste ich mich zwingen, unter Menschen zu gehen. Anfangs war das sehr schwer für mich, jedoch habe ich es geschafft, wenn auch mit viel Herzrasen und Schwitzen, Zittern und Bibbern, Schwindelgefühl und immer die Angst, umzukippen. Aber ich habe es hinbekommen. Ich war stolz, hatte genug Geld zum Leben und ich lernte dort ein Mädchen kennen, mit der ich des Öfteren auch mal auch über private Dinge sprach. Wir hatten einen ähnlichen Charakterzug und verstanden uns gut. *Wir haben leider nach dem ich dort nicht mehr gearbeitet habe, den Kontakt zu einander verloren.* Diesem Mädchen habe ich von meiner Problematik erzählt und hatte endlich einmal das Gefühl, verstanden zu werden. Sie sagte mir sie kenne so etwas und das hätte alles psychische Ursachen. Der Körper würde oft mit solchen Symptomen Angst ausdrücken, was sich zu einer Angststörung oder auch zu sogenannten Panikattacken entwickeln kann. Aus ihrer Erfahrung riet sie mir, eine Neurologin aufzusuchen und empfahl mir eine. Ferner sollte ich mir Medikamente verschreiben lassen, dadurch würde es mir viel bessergehen. Sie nannte mir den Namen des Medikamentes, den ich mir allerdings nicht merken konnte, denn es fing damals schon an, dass meine Konzentration nachließ.

Ich musste feststellen, dass es sehr schwer war, bei Neurologen einen Termin zu bekommen ist. Da mir bei der empfohlenen Neurologin zu lange gedauert hatte, war ich vorher bei einem anderen Neurologen gewesen, bei dem ich umgehend in kürzester Zeit einen Termin erhalten habe. Ich habe allerdings auch erfahren warum. Er hat mir lediglich auf das Knie geklopft, mir irgendwelche Tabletten verschrieben mit denen ich kein Auto mehr fahren konnte da mein Sehvermögen dadurch so beeinträchtigt wurde, dass sich alles nur verschlimmerte und ich mich noch viel schlechter fühlte. Ich habe sogar verschwommen gesehen. Diesen Zustand wollte ich so nicht haben also ließ ich das mit den Tabletten und wartete geduldig, bis der Termin bei der erst gewählten Neurologin kam.

Als ich dann endlich bei der Neurologin meinen Termin hatte, nahm sie sich sehr viel Zeit und hörte mir zu. Sie verschrieb mir andere Medikamente die nicht so stark waren und die zudem teilbar waren. So konnte ich mich langsam an die Dosis gewöhnen. Ebenso empfiehl sie mir dringend eine Therapie zu machen und klärte mich über Angststörung und Panikattacken auf. Ich sollte auch auf jeden Fall alle paar Wochen wiederkommen und das erste Mal seit langem fühlte ich mich verstanden und nicht mehr so hilflos. Ich hatte etwas, mit dem ich etwas anfangen konnte, eine Diagnose. Namen für die Dinge die ich hatte. Ich wusste nun, dass ich nicht sterben musste, dass ich etwas hatte was heilbar ist. Ich wusste wonach ich suchen und mich informieren konnte. Und so ging es los.
(Heute sagt das fast jeder Arzt als Erstes, egal welches Problem jemand hat, dass es an der

Ich recherchierte im Internet, las Bücher, suchte Foren mit Menschen denen es ähnlich ging. Kam etwas dieses Thema betreffend im TV, schaute ich aufmerksam zu. Und ich informierte mein Umfeld. Leider haben die Meisten das nicht verstanden. Ich hörte Aussagen wie: „Du doch nicht.", „Das glaub ich nicht.", etc. Einige wanden sich auch komplett von mir ab. Es gab auch welche, die es gut meinten und wenn wir ausgingen mir immer in den Situationen in denen ich, wenn auch selten, grad mal keine Angst hatte mich fragten ob ich gerade Angst hätte. Besonders hasste ich die Sprüche, dass mir doch keiner was tun würde. Genau etwas, was in diesem Moment nicht gehört werden wollte. Denn dass mir keiner etwas tut das wusste ich selbst. Ich hatte zwar eine „Krankheit", aber doof war nicht.

Ich selbst habe durch meine Angst viele Ansichten in meinem Leben geändert und urteile auch nicht immer gleich über andere Menschen, die sich komisch oder anders verhalten, oder mal Schweißflecken unter den Armen haben etc. In dem Punkt bin ich der Angst sogar dankbar, sie hat in vielerlei Hinsicht einen besseren Menschen aus mir gemacht. Einer der ganz wenigen Vorteile der Angst. Nachteil der Angst, bzw. Angststörung, war in meinem Fall definitiv, dass ich ganz tief in eine Depression abrutschte. So musste ich nicht nur ein Weg aus der Angst finden, sondern auch noch aus der Depression. Von den Stärkegraden war ich teilweise auch schon in einer schweren Depression und dachte an Suizid. Doch die Depressionen erst einmal zu erkennen war nicht einfach, egal ob eine leichte, mittelschwere oder schwere Depression. Wie die Angst damals, war dies alles neues Gebiet, unbekannte Dinge, unbekannte „Krankheiten". Das war damals leider alles nicht so „normal" wie es heute ist.

Meine Gedanken bestanden immer aus: *Ich schaffe das nicht, das war es mit meinem Leben.* Und: *Nein ich schaffe das, das muss doch mal aufhören.* Mein Leben bestand nur noch aus Arbeiten gehen, im höchsten Notfall einkaufen gehen und alles andere wie es gerademal ging. Manches Mal konnte ich auch ausgehen und es ging sogar ganz gut, andere Male ging es gar nicht ohne dass ich Höllenqualen litt, oder ich blieb komplett mit einem mittlerweile großen Sortiment an Ausreden zu Hause. Immer stand ich massiv unter Druck und hatte schon fast eine Erwartungshaltung. Sonderlich viel Freude hatte ich nicht. Nachdem meine Jugend auch nicht gerade die Schönste war, fragte ich mich oft, was das Leben wohl für einen Sinn für mich hätte, was schon wieder die schlechten Gedanken und Ängste verstärkte.

Ich war fast nur noch alleine zu Hause, selbst an den Wochenenden. Wenn Freunde sich mit mir treffen wollten oder mit mir weggehen wollten, hatte ich die besten Ausreden um nicht mitzugehen, Kopfschmerzen, müde oder sonst irgendwas. War aber zeitgleich so sauer auf mich, denn ich wollte ja so gerne, ich bekam einfach nur so stark Angst bei dem Gedanken wegzugehen, dass ich umgehend wieder meine Symptome erlitt. Und das zog mich natürlich alles so arg hinunter, dass ich fast täglich am Weinen war, viele Zigaretten rauchte und mich an den Computer flüchtete, denn da hatte ich keinen persönlichen Kontakt zu den Menschen.

Ich bekam alle paar Wochen chronische Harnröhrenentzündung, die jedes Mal so extrem schmerzhaft waren, dass ich diese meist nicht ohne Tränen aushielt. Oft saß ich nur da, dachte für mich *was mache ich nur*, doch anstatt irgendetwas zu tun, saß ich nur da und fing an mich zu bemitleiden oder zu verzweifeln, zu heulen und alles und mich zu hassen. Ich fühlte mich nicht in der Lage irgendetwas zu tun, malen, einen Film sehen, Sport zu treiben, nichts bekam ich auf die Reihe. Gedanken wie jetzt nicht, oder mir geht's gerade nicht gut, hinderten mich daran. Die extreme Verschwendung der Zeit in den Momenten, in denen ich dasaß und nichts tat, machte mich sehr traurig und wütend zugleich. Klarer Fall von Depression.

Ich hatte auch ein Problem Mahlzeiten zu mir zu nehmen. Dies hat sich schon von Kindheit auf entwickelt. Nicht dass ich nicht wollte, oder es etwas mit meiner Figur zu tun hatte, denn ich hatte und habe eine gute Figur. Aber ich hatte einfach keinen Appetit mehr, und wenn ich etwas aß, war es oft so, dass mir sehr schnell schlecht wurde. Mein Magen war sehr empfindlich geworden, vermutlich von dem vielen Verkrampfen in den Angstsituationen und durch die Depressionen.

Im Nachhinein ist es jetzt für mich eindeutig und klar definierbar. Doch damals als junge Frau, ohne Hintergrundwissen und die ausreichende Kompetenz und Auskünfte von Ärzten, war es sehr schwer dies alles zu erkennen. Ich befand mich in einer nicht endend wollenden Spirale von Symptomen, Ängsten und Depressionen. Eine für mich damals aussichtslose Situation, für die ich viel Kraft brauchte und nicht wusste, dass ich sie habe.

Also war ich gezwungen mehr oder weniger mich alleine durchzukämpfen und mir nach Anraten der Neurologin eine Therapie zu suchen. Ich nahm auch die verschriebenen Medikamente. Allerdings war der Nachteil der Therapie, dass ich sehr weit fahren musste. Da ich in der Ausbildung war und schon länger nicht mehr bei den Eltern wohnte, konnte ich mir auch nie etwas ansparen. Da ist ein Auto, besonders ein altes, doch recht teuer im Unterhalt. Ein anderer Nachteil war, dass ein Arbeitskollege, mit dem ich mich nicht immer gut verstand, ebenfalls bei diesem Therapeuten war. Der Therapeut war auch nicht sehr gut, nach Aussagen wie er macht sich die Notizen „nur" *weil es einen guten Eindruck macht*. Dies sagte er mir wörtlich als ich fragte, was er sich so notier, nachdem ich mich wunderte, dass ich ihm ständig die gleichen Fragen beantworten musste. Ich habe mir meinen Teil gedacht und mich nach langer Zeit überwunden die Therapie dort nach einem Vertrauensbruch des Therapeuten, der mit meinem Arbeitskollegen einen Termin für mich getauscht hatte (obwohl er genau wusste das ich mit ihm nicht gut klarkomme) dort aufzuhören und mich nach einer anderen Therapie umzusehen. Viel geholfen hatte mir die Therapie bei dem Mann nicht.

Es ist allerdings damals schon nicht einfach gewesen, einen Therapieplatz zu finden. Der Wunsch eine andere Therapie zu machen war jedoch da, und so ließ ich mich bei einer

Verhaltenstherapeutin mit gutem Ruf in der Nähe auf die Warteliste setzen.

Ich wollte mich auch nicht auf der Suche nach einer Therapie „ausruhen", also informierte ich mich weiter, über das Internet meistens oder auch mal über das ein oder andere Buch. Als ich in einer Zeitschrift eine Seite fand, bei der ich die Möglichkeit hatte ein Expertenteam zu krankheitsbedingten Themen um Rat zu fragen, nahm ich diese war. Ich schilderte per Post mein Problem einem oder mehreren Menschen, die ich noch nie gesehen hatte und bis heute auch nicht habe. Zu meiner Freude kam keine Abspeisung, wie ich es fast schon erwartet hatte, sondern ein ebenso langer Brief wie der meine, mit sehr freundlicher Antwort auf mein Problem. Was ich bis dato noch nicht gehört hatte, diagnostizierten sie mir eine Erschöpfungsdepression, die ich mittlerweile durch meine Angst erlitt. Zudem empfahlen sie mir, wenn ich mit einer Therapie etc. nicht weiterkäme, auch einmal eine psychosomatische Kur in Betracht zu ziehen. Ich habe mich verstanden gefühlt und fand dies eine gute Idee. Mein Bauchgefühl sagte mir, dass ich da einen guten Weg einschlagen würde, und so sprach ich diese Idee bei meiner Neurologin an. Ohne mit der Wimper zu zucken befürwortete Sie die Idee mit der Kur und half mir mit Informationen und ihrem Bericht, die Kur zu beantragen. Was da wohl auf mich zukam, wusste ich damals natürlich noch nicht.

Die Freude war groß als ich die Zusage für die Kur bekam, obwohl ich etwas Angst hatte, dies im Geschäft zu klären, denn ich sollte gleich sechs Wochen ca. 200 km weit entfernt in eine Klinik. Und auch wenn ich mich so darauf gefreut hatte, war die Angst dennoch da, was mich wohl dort erwarten würde. Als der Tag gekommen war, ging ich nach einigen Tränen in das Gebäude rein und beschloss bei der Gelegenheit, das als einen Neuanfang zu nutzen und gleich meine damalige Raucherei mit aufzugeben.

Die nach der Verlängerung insgesamt acht Wochen waren wirklich Gold wert, und die anfängliche Angst wandelte sich so, dass ich am Ende gar nicht mehr nach Hause wollte. Zwar hatte ich die ersten Tage starkes Heimweh, und die ersten zwei Wochen drei Harnröhrenentzündungen, aber das sollte wohl so sein. Dank einer guten Mischung aus Therapie, Sport und Entspannungskursen habe ich sehr viel aufgearbeitet und gelernt. Auch eine medikamentöse Behandlung hatte ich zugestimmt und das wohl endlich passende Medikament für mich gefunden. Keine schlaflosen Nächte mehr, denn diese Medikamente waren abends einzunehmen und haben eine extreme Müdigkeit zur Folge. Perfekt für mich.

Als ich aus der Kur entlassen wurde war ich zum einen Nichtraucher, denn ich hatte die Stärke nicht eine Zigarette während der Kur anzurühren, als auch mein Allgemeinzustand hatte sich massiv verbessert. Ich hatte nicht mehr diese extreme Essstörung, ich konnte normal die Mahlzeiten zu mir nehmen. Leider haben in der Kur, da ich so dünn war, andere Betroffene mir „unterstellt", ich sei magersüchtig und wollten mir helfen. Es war gut gemeint, aber nicht korrekt gewesen. Da ich trotz regelmäßigen Essen und normalen Portionen nicht zunahm, glaubten sie mir leider nicht. Auch nicht, als ich ihnen erklärte, das meine Eltern auch sehr dünn seien. *Einige Kilo Gewicht habe ich erst im Laufe vieler Jahre bis zu einem gesunden Maß zugelegt, durch weiter regelmäßig essen und Muskelaufbau. Anders ging es nicht.*

Dennoch, ich war motiviert mit dem täglichen Sport weiterzumachen und hatte meiner Meinung nach viel Stärke gewonnen. So ging es motiviert, aber dennoch unter Tränen, nach Hause, zurück ins Leben.

Etwas zu motiviert dachte ich, ich sei geheilt, denn es ging mir ja schon so viel besser. Medikamente brauche ich nicht, dachte ich, ebenso wie eine Therapie. Schnell gab es durch Mobbing am Arbeitsplatz, so wie auch meine damaligen leicht gestörten neuen Vermieter, die zugleich meine Nachbaren waren, und die mir permanent Nachspionierten und irgendetwas zum Motzen suchten, schnell wieder Rückschläge. Einige Herrschaften haben mir grundlos das Leben zur Hölle gemacht und mich dadurch wieder total aus der Bahn geworfen. Dazu kam wieder eine Trennung, wie das Leben eben so spielt. Nach nur wenigen Monaten nach der Kur hatte ich wieder Panikattacken und auch die Harnröhren-entzündungen. Die Schlafstörungen ließen ebenfalls nicht lange auf sich warten. Und so musste ich wieder anfangen die Medikamente zu nehmen, die ich von meiner Neurologin verschrieben bekam, und auch um eine Therapie wollte ich mich weiter bemühen, denn ich wollte unbedingt schnellstmöglich wieder auf meinen Genesungskurs und nicht wieder in die Angst und Depression abrutschen.

Ich hatte großes Glück, denn zufällig ergab sich, dass bei der Therapeutin bei der ich mich auf die Warteliste setzte, ein Platz frei wurde und ich nahm diese Chance wahr. Die Frau war sehr nett und ich fühlte mich sehr wohl bei ihr. Sie brachte mich auch auf das Thema Hörbücher und Hörspiele, empfahl mir eines Abends im Bett zum Einschlafen zu hören, gab mir es sogar leihweise mit. Dies fand ich gut, ich kannte Hörbücher nur aus Kindertagen. Da habe ich sie geliebt. Dass es so etwas auch für Erwachsene gibt, wusste ich damals nicht. *Ich höre noch heute gerne Hörspiele.* Leider hatte ich das Gefühl, dass sie mir nicht wirklich helfen konnte. Sie war darauf bedacht, die Situationen durchzuspielen um meine Angst zu mindert, was auch sehr gut war. Doch ich hatte das Gefühl, bei mir sitzt ein Trauma in der Tiefe und das muss mit einer Tiefenpsychologischen Therapie eruiert und gelöst werden. Daher sprach ich mit ungutem, traurigem Gefühl das Thema an und musste ich mich schweren Herzens von ihr verabschieden. Sie verwies mich an eine andere Therapeutin die sich auf Tiefenpsychologie spezialisiert hatte und organisierte mir einen Wechsel.

Heute im Nachhinein bereue ich, von der netten Frau weggegangen zu sein. Denn heute kann ich nicht wirklich sagen, ob mir die neue Therapeutin wirklich so viel geholfen hat, wie sie mir vielleicht hätte helfen können. Ein Trauma in mir gibt es scheinbar nicht, auch wollte sie mit mir gar nicht suchen, das hat mich natürlich erst traurig gemacht. Aber das eine oder andere hat sie mir gelehrt, gezeigt. Es hab ein paar Stunden, aus denen ich positiv rausging. Jedoch war ich mit ihr aus verschiedenen Gründen nicht wirklich zufrieden. Beispielsweise war sie oft am einnicken, während ich ihr etwas erzählte, und brachte die unmöglichsten Aussagen, wenn ich sie darauf ansprach. Manchmal hatte ich auch den Eindruck, sie macht sich über mich lustig, was ich bei der vorherigen Therapeutin nie hatte.

Einen weiteren Wechsel wollte ich nicht mehr durchmachen, so zog ich die Therapie bei der Dame durch. Mittlerweile ging es mir auch schon viel besser, viel durch eigene Kraft, eigene Recherchen und Anstrengungen. Und das ein oder andere davon habe ich auch durch sie gelernt. Dennoch denke ich oft an die eine Verhaltenstherapeutin, bei der ich leider nur kurz war, die ich aber sehr gerne mochte. Ich frage mich ab und an, ob es nicht besser gewesen wäre, bei ihr zu bleiben. Ich bin sogar davon überzeugt.

Nach einigen Veränderungen in meinem Leben, Partnerschaftswechsel, Wohnungswechsel und Veränderungen im Freundeskreis ging es langsam bergauf. Ich habe nie aufgehört mich selbst weiter zu entwickeln, zu lesen, zu recherchieren und an mir selbst zu arbeiten. Denn das habe ich gelernt, das Wichtigste um die Angst zu bekämpfen, ist die Arbeit mit sich und an sich selbst. Auf Therapeuten oder Medikamente verlassen hat mir persönlich nichts, oder zumindest nicht viel gebracht.

Ich hatte eine Freundin (und habe sie heute noch) die mir ein wenig in den Hintern getreten hat. Ich war nicht in der Lage auszugehen, mich mit Menschen zu treffen schon gar nicht wenn ich diese gar nicht oder kaum kannte. Doch dieses Mädchen hat meine Angst und meine körperlichen Symptome einfach bewusst ignoriert. Ihr war es natürlich nicht egal, sie hatte eine Strategie die mir bisher auch am meisten geholfen hat. So wie es schien, war es ihr egal wie mein Magen sich umdrehte bei dem bloßen Gedanken, das Haus am Abend oder am Wochenende zu verlassen. Sie duldete meine merkwürdigen Essgewohnheiten, und sei es nur Haferschleim oder Zwieback getunkt in Tee zu mir nehmen zu können, wenn wir abends ausgehen wollten und ich extrem nervös war. Ebenso machte sie sich nichts daraus, dass ich in alle möglichen Büsche und Hecken vor Häusern oder Lokalitäten erbrach, wenn es dann so weit war und wir ausgingen. Angenehm war diese Zeit für mich nicht, aber so nach und nach bekam ich wieder Kontakt zur Außenwelt, außerhalb der Arbeit. Und so nach und nach wurden die Beschwerden auch weniger. Das war wirklich sehr hart und Konfrontation mit der Angst ist wirklich was sehr Unangenehmes. Aber es half.

So ging es auf und ab in meinem Leben, aber es entwickelte sich soweit, auch durch die Kur, dass ich langsam ein einigermaßen normales Leben führen konnte. Leider habe ich mich auf eine Partnerschaft eingelassen, die mir alles andere als gutgetan hat. Ich fing ich nach Jahren wieder das Rauchen an und bekam mehr als einmal depressive Stimmungen und Ängste. Durch personelle Umstellungen auf der Arbeit blühte mir auch nichts Gutes, denn auch wenn der eine mobbende Mitarbeiter damals kurz nach der Kur die Firma glücklicherweise verlassen hatte, haben auch andere die Firma verlassen. Unter anderem mein Chef, mit dem ich mich im Laufe der Jahre richtig angefreundet hatte, der Verständnis für mich und meine Krankheit hatte, Rücksicht nahm und mich und auch andere in der Firma stets verteidigte. Doch auch dieser Mensch, einer der wenigen Menschen auf der Welt mit einem starken Gerechtigkeitssinn und einem guten Herz, ging irgendwann in Rente. So waren nur noch ich und Menschen da, die es mit Fairness und Ehrlichkeit nicht sehr ernst nahmen. Mit niemand auf meiner Seite artete es langsam aber sicher wieder in Mobbing aus und dabei hatte ich alles versucht, um es allen recht zu machen.

Regelmäßige Erkältungen, Harnröhren-entzündungen und chronische Handgelenk-schmerzen waren die Folge des psychischen Drucks. Zwar schaffte ich es die Partnerschaft zu beenden, mit damals zum Glück guten Freunden, die nun leider auch nicht mehr da sind. Aber das Thema Arbeit war für mich ein echtes Problem. Ich wusste, wenn ich dortbleiben würde, ginge ich über kurz oder lang daran kaputt. Die körperlichen Symptome waren wieder Auswirkungen der Psyche (Psychosomatik = Körper und Seele). Doch dort aufzuhören war genauso absurd, denn ich verdiente gutes Geld, hatte einen relativ sicheren Arbeitsplatz und ich wurde, trotz allem, gebraucht. Auch wenn jeder versuchte mir zu zeigen, dass ich nicht viel wert war. Außerdem war ich seit meiner Ausbildung schon in der Firma, das ist auch viel wert, besonders in einer Zeit, in der die Jobs nicht auf der Straße liegen. Die Angst nicht zu vergessen, Angst vor etwas Neuem, Angst vor dem Versagen, Angst vor dem „mich will ja eh keiner". So lebte ich mein Leben vor mich her und versuchte mich damit abzufinden, mit den wechselnden Gedanken, *ja da arbeite ich gerne da möchte ich bleiben,* und *nein, das lasse ich mir nicht länger gefallen.* Innerlich wusste ich, dass ich einen anderen Weg gehen musste, doch ich wusste auch, dass meine Angst sehr groß war.

Es kam, dass ich eine so heftige Magen-Darm-Grippe hatte wie ich sie noch nie hatte. Erst dann hat es endlich bei mir Klick gemacht. Meine Verzweiflung stieg immer weiter an und ich wusste, jetzt oder nie. Ich muss etwas in meinem Leben gravierend ändern, oder ich mache mich und meinen Körper kaputt. So beschloss ich, noch einmal eine Kur zu beantragen, diesmal mit dem Ziel mich zum einen zu regenerieren und Kraft zu schöpfen, zum anderen meinen Körper auszuheilen und mir dann Hilfe in Bezug auf mein Arbeitsleben zu holen. Ich wollte nicht mehr mit Schlafstörungen leben, mit täglichen Angstgedanken morgens beim Aufwachen was mich wohl heute wieder erwartet. Diesmal ging ich über den Hausarzt, der auch darüber informiert war, dass ich unter psychischen Problemen litt. Auch wenn er dachte, dass die Krankenkasse das eher nicht genehmigen würde, bekam ich die Kur und ich war sehr erleichtert. Diesmal war die Angst noch viel größer, im Geschäft Bescheid zu geben, denn die Chefetage hatte sich zu damals verändert und ich hatte es nicht leicht. Aber ich schaffte es mit dem Wissen, es hoffentlich bald endgültig überstanden zu haben.

So ging ich ein zweites Mal in die Kur. Medikamente hatte ich schon vor längerem aufgehört zu nehmen, da ich morgens zu müde war. Das war mir auf der Arbeit zum Verhängnis geworden. In der Klinik bat ich darum dies beizubehalten und ohne Medikamente meine Kur zu planen. Zu meinem Glück wurde dies unterstützt und in dieser Klinik auch besonders angestrebt. Auch dieses Mal hatte es mir was gebracht, zwar weniger durch die Therapeuten, die es mit mir recht schwer hatten. Denn ich war in der Zwischenzeit von der Theorie so weit, dass sie mir fast nichts mehr erzählen konnten. Aber durch meine Mitpatienten und die Auszeit von der Arbeit, etwas Zeit für mich selbst zu haben, bin ich wieder ein Stück weitergekommen.

Auch in dieser Kur hörte ich mit dem Rauchen auf. Die Therapeuten verstanden nicht, dass ich theoretisch alles wusste durch meine bisherigen Therapien, durch die erste Kur, durch meine Recherchen, durch meine Gespräche einfach durch mein jahrelanges Sammeln an Informationen. Sie konnten mir nicht helfen, die Gefühle und Ängste an dem theoretischen Wissen anzuknüpfen. Den Theorie und das Gefühl in mir sind doch noch zwei unterschiedliche Paar Schuhe. Mir kam es zudem vor, als gingen sie nur „nach Schulbuch", und nicht auf Gefühlsebene mit mir auf einer Linie. Ich versuchte dennoch so gut es ging mit Ihnen zusammen zu arbeiten, aber meine Mitpatienten, bei denen sich wirklich innige Gespräche entwickelten, und mir die zur Verfügung gestellte Zeit und der Abstand zu meinem Alltag halfen mir dieses Mal mehr.

Was nichts daran ändert, dass mir die diesmal sieben Wochen sehr geholfen haben, mein Leben zu verändern. Ich habe den Mut gefunden mich in einer Schule anzumelden und nebenbei Kurse zu besuchen, habe den Mut gefunden meine Wohnung mit all den Erinnerungen, gute wie schlechte, zu verlassen und ein neues Leben mit einem neuen Partner zu beginnen. Und ich habe sogar den Mut gefunden, endlich den Arbeitsplatz zu kündigen. Zwar habe ich bis auf den letzten Tag mich dort unwohl gefühlt und es hat mir nach der Kur auch nicht gut getan dort zu sein, aber es war absehbar und ich konnte so langsam aufatmen. Ein Ende war in Sicht.

Was letztendlich dann aus mir geworden ist, steht auf einem anderen Blatt. Auch nach den Schritten wurden mir immer wieder sehr viele Steine in den Weg gelegt. Ich habe auch danach wieder richtig tief in die Scheiße gelangt und viele Hürden zu überwinden gehabt. Wieder einmal musste ich für ungefähr ein Jahr eine kleine Hölle durchleben. Das Schlimmste was durch verschiedene Umstände wie zum Beispiel massive Lügen innerhalb der „neuen Familie" nach Hochzeit, Gewalttätigkeiten und Psychoterror des Ehemannes etc. folgte, war: Ich musste wieder bei null anfangen. Mit allem. Mit einem Job, einer neuen Wohnung, irgendwann wieder eine neue Partnerschaft und neue Freundschaften. Teilweise kamen wieder mehr Ängste und Depressionen durch die Umstände, aber ich kann sagen ich habe es gut geschafft. Ohne Medikamente, ohne weitere Therapie oder Kur bin ich heute wie ich bin, und ich bin gut so. Ich habe alles im Griff.

Ich habe stets bei keiner Herausforderung gekniffen, vielleicht das ein oder andere Mal etwas mehr Anlauf benötigt. Egal wie viele Steine mit auch seid diesem Terror wieder in den Weg gelegt wurden, Jahr um Jahr, ich habe mich erneut durchgebissen und auch weiterhin viel an mir gearbeitet. Ich habe nie aufgegeben.

Vieles musste ich, ob ich wollte oder nicht, überwinden. Heute sage ich mir, ich habe es bewusst erlebt und gemeistert um mir heute sagen zu können, das habe ich alles geschafft. Ich kann heute mit dem was ich habe, leben. Ich lebe auch. Und mir geht es nicht mehr so wie damals.

Ich möchte nicht behaupten, dass ich heute angstfrei bin oder niemals depressive Phasen habe. Selbst heute, wenn viel zusammenkommt, gibt es einmal ein bis zwei Tage, an denen ich leichte Depressive Verstimmungen habe. Doch ich kann es anerkennen und überwinden.

Ich habe in meinem Leben so viel geschafft, gearbeitet, erreicht und gelernt, dass ich vor mir selbst den Hut ziehen kann. Heute versuche ich Krankheiten wie Grippe, Schmerzen etc. vorzubeugen so gut es geht, genauso den Depressionen. Ich mache mich jedoch nicht verrückt, wenn es einfach mal alles hochkommt. Ich achte auf genug Entspannung, und auch auf Sport. Wenn ich dies vernachlässige, bekomme ich schnell die Rechnung und mir wird auch schnell wieder bewusst, was ich eben nicht mache. Ich lebe viel bewusster. Und ich lebe spiritueller, was nichts Negatives ist, es heißt für mich einfach, dass ich mehr auf mein Bauchgefühl achte und für vieles offen bin, erst urteile, wenn ich etwas kennengelernt habe. Denn das ist sehr wichtig.

Nach wie vor muss ich an mir und an meinen Einstellungen arbeiten, nach wie vor gibt es Tage an denen es mir nicht gut geht. Kein Mensch ist perfekt, beherrscht alles, auch ich nicht. Aber so richtige Panikattacken wie früher, oder sehr lang anhaltende Depressionsphasen über Wochen und Monate gibt es bei mir nicht mehr. Daher behaupte ich, ich habe es im Griff und ich habe es mit viel Arbeit und Mühe geschafft.

Jeder kann das schaffen. Mein Rat ist, sich nicht auf die Arbeit anderer zu verlassen, sondern nur auf sich selbst. Denn nur wer an sich selbst arbeitet, kann es auch bewältigen. Der Therapeut kann die Angst nicht wegzaubern.

Sicher bin ich nicht froh über die schlechten Zeiten die ich erleben musste. Aber ich habe Erfahrungen im Leben gemacht und kann versuchen davon zu profitieren. Ich kann zu schätzen wissen, wenn es mir bessergeht oder ich etwas Schönes erlebe. Auch heute habe ich Tiefschläge, kleine Rückfälle, Zeiten in denen es mir nicht gut geht. Aber mittlerweile weiß ich, was ich zu tun habe, wie ich zu denken haben und kann dies annehmen und weiß, dass es mir in Kürze wieder bessergehen wird.

Das schaffen Sie auch.

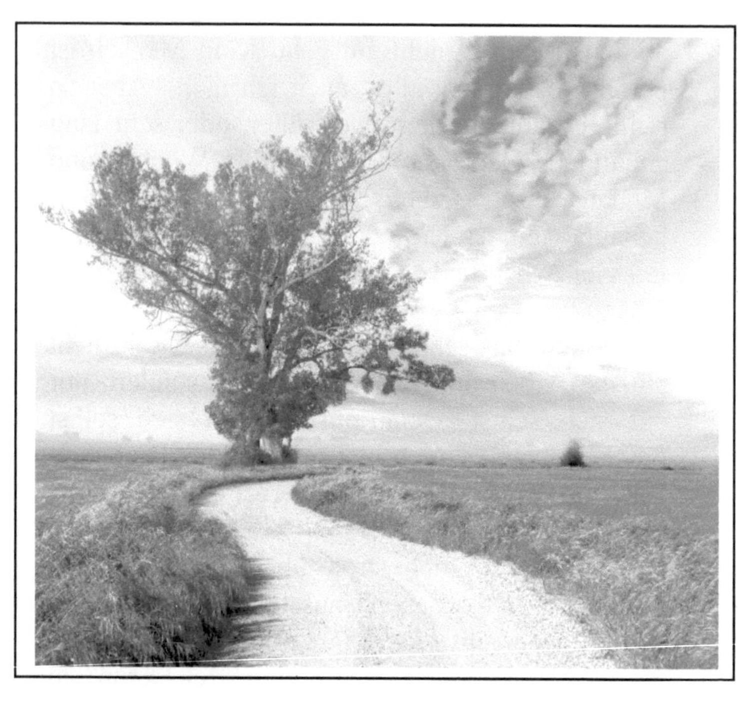

Fangen Sie JETZT an, gehen Sie Ihren Weg in
eine gesunde Zukunft!!!!

Buchempfehlung

Mach Mich – Mach Dich – POSITIV

Das Positiv-Aktiv Buch von Molina, Danita

ISBN: 9783739245850

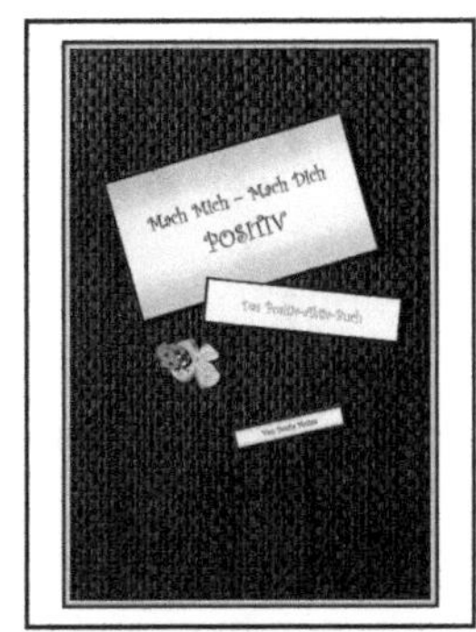

Autorin

Die Autorin Johanna Miller, geb. 1980 in Hessen, ist eine lebensfrohe Frau mit einer facettenreichen Persönlichkeit und vielseitigem Interesse.

Einige negative Erlebnisse zwangen sie dazu, mehrmals in ihrem Leben bei null anzufangen, sich ihr Leben neu aufzubauen und neu zu ordnen. Aus dieser Lebenserfahrung schöpfte sie einige Ideen und den Wunsch anderen zu helfen. Nach einer Zeit, in der sie sehr zurückgezogen lebte, startete sie wieder mit neuen Ideen in eine neue Zukunft.

Sie bildete sich zusätzlich zu ihrer eigentlichen Arbeit in vielen Bereichen weiter, arbeitete in verschiedenen Richtungen um ihren Weg zu finden und öffnete sich immer wieder der Herausforderung des Lebens.

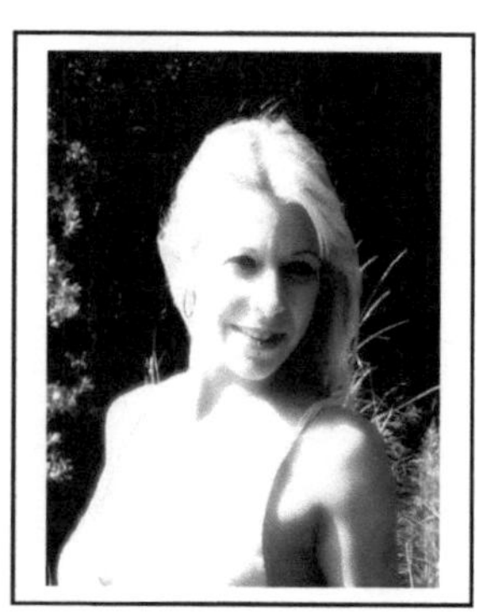